Langzeitüberleben nach Brustkrebs

Edgar Petru
Claudia Petru

Langzeitüberleben nach Brustkrebs

Interventionen zur Förderung
der Gesundheitskompetenz

Mit Beiträgen von Katharina Petru

Mit 7 Abbildungen und 18 Tabellen

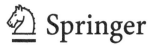 Springer

Edgar Petru
Medizinische Universität Graz
Universitätsklinik für Frauenheilkunde und Geburtshilfe
Graz, Österreich

Claudia Petru
Frauen- und Brustkrebshilfe Österreich
Graz, Österreich

ISBN 978-3-662-47003-9   ISBN 978-3-662-47004-6 (eBook)
DOI 10.1007/978-3-662-47004-6

Die Deutsche Nationalbibliothek verzeichnet diese Publikation in der Deutschen Nationalbibliografie; detaillierte bibliografische Daten sind im Internet über http://dnb.d-nb.de abrufbar.

Umschlaggestaltung: deblik Berlin

Gedruckt auf säurefreiem und chlorfrei gebleichtem Papier

Springer-Verlag ist Teil der Fachverlagsgruppe Springer Science+Business Media
www.springer.com

Vorwort

Das vorliegende Buch entstand auf der Basis von Überlegungen, dass es gerade Frauen nach Brustkrebs sind, die heutzutage im Allgemeinen eine besonders gute Prognose aufweisen. Diese Frauen stellen heute die größte Gruppe der Langzeitüberlebenden nach Krebs dar.

Somit sollten Frauen nach Brustkrebs den Fokus nicht so sehr (traditionell) auf die medizinische Nachsorge und die Früherkennung eines Rezidivs oder von Metastasen legen, sondern viel stärker auf die Förderung der eigenen Gesundheit. Dieses Buch kann Anstöße dazu geben, Patientinnen zur Gesundheit zu ermutigen und dieser nach einer schweren Zeit der Erkrankung besonders großes Gewicht zu verleihen. Es gibt eine Vielzahl wissenschaftlich gut belegter Maßnahmen – von veränderter Ernährung, Vermeidung von Übergewicht bis hin zur Integration in sozialen Organisationseinheiten –, die sich positiv auf das Überleben und die Lebensqualität von Frauen nach Brustkrebs auswirken können. Dieses Buch steht auf dem Fundament wissenschaftlich belegter Studien.

An dieser Stelle danken wir Frau Katharina Petru, die als Gastautorin zwei wichtige Kapitel zu diesem Werk beigesteuert hat, des Weiteren Frau Karin Dembowsky und Frau Dr. Sabine Höschele sowie Frau Hiltrud Wilbertz vom Springer-Verlag, die uns bei der Herausgabe dieses Buches relevant unterstützt haben.

Die Autoren möchten dem interessierten Leserkreis aus den medizinischen Fachkreisen mit diesem kompakten Fachbuch ein Instrument in die Hand geben, welches bei der Betreuung betroffener Frauen in der täglichen Praxis gute Dienste leisten kann und diese zur Eigenverantwortung hinsichtlich ihrer Gesundheit ermutigt.

Edgar Petru
Claudia Petru
Graz, August 2015

Die Autoren

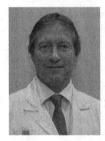

Dr. med. Edgar Petru

Univ. Prof., geb. 1959, Promotion zum Doktor der gesamten Heilkunde an der Universität Graz 1983. Wissenschaftlicher Assistent am Deutschen Krebsforschungszentrum Heidelberg 1985–1987. Johann-Georg-Zimmermann-Preis für Krebsforschung für die Arbeit »In vitro Untersuchung eines Östradiol-gekoppelten Nitrosoharnstoffes beim Mammakarzinom« 1988. Wissenschaftlicher Assistent an der Universität Miami 1989. Habilitation im Fach Frauenheilkunde und Geburtshilfe 1995. Ehrenamtlicher Präsident der Österreichischen Krebshilfe Steiermark 2007–2011, Präsident der Arbeitsgemeinschaft für gynäkologische Onkologie 2009–2011, Leiter des Klinikschwerpunkts konservative gynäkologische Onkologie an der Universitätsfrauenklinik Graz seit 2009. Gründungs- und Vorstandsmitglied des gemeinnützigen Vereins der Frauen- und Brustkrebshilfe Österreich seit 2011. Stellvertreter des Vorstands der Universitätsklinik für Frauenheilkunde und Geburtshilfe der Medizinischen Universität Graz seit 2013. Über 200 wissenschaftliche Veröffentlichungen in Peer-Review-Zeitschriften, Herausgeber von mehreren medizinischen Fachbüchern und Patientenratgebern.

Wissenschaftliche Arbeitsschwerpunkte: Klinische Studien zur Brustkrebstherapie, medikamentöse Therapien bei Brustkrebs und anderen gynäkologischen Tumoren.

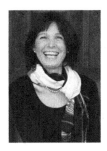

Claudia Petru, MPH

geb. 1967, Ausbildung zur diplomierten Diätologin an der Diätakademie am Allgemeinen Krankenhaus Wien 1986–1988. Lehrbeauftragte an der Diätakademie, Hebammenakademie und Krankenpflegeschule des Landes Steiermark, leitende Diätologin am Beratungszentrum der Österreichischen Krebshilfe in Graz 1998–2010. Herausgeberin des Patientenratgebers »Chemotherapie« beim Verlag Urania, Leipzig, 2002. Führung einer Ernährungspraxis in Graz seit 2009. Mehrere Auftritte zum Thema »Ernährung« beim ORF. Public-Health-Studium 2010–2013 an der Medizinischen Universität Graz, Thema der Masterarbeit »Ermutigung zur Gesundheit bei Frauen nach Brustkrebs«. Gründerin und Vorsitzende des gemeinnützigen Vereins der Frauen- und Brustkrebshilfe Österreich in Graz 2011.

Arbeitsschwerpunkte: Patientinnenbetreuung und Ernährungsberatung im Rahmen des Vereins der Frauen- und Brustkrebshilfe.

Inhaltsverzeichnis

Autorenverzeichnis

Petru, Claudia, MPH
Frauen- und Brustkrebshilfe Österreich
Sackstraße 26
8010 Graz
Österreich
petru@frauenkrebshilfe.at

Petru, Edgar, Univ. Prof., Dr. med.
Universitätsklinik für Frauenheilkunde und Geburtshilfe
Medizinische Universität Graz
Auenbruggerplatz 14
8036 Graz
Österreich
edgar.petru@medunigraz.at

Petru, Katharina, MSc BSc
Kleistgasse 18/18–19
1030 Wien
Österreich
petrukatharina@gmail.com

Problemstellung

Edgar Petru und Claudia Petru

E. Petru, C. Petru, *Langzeitüberleben nach Brustkrebs*,
DOI 10.1007/978-3-662-47004-6_1, © Springer-Verlag Berlin Heidelberg 2015

1.1   Zukünftige Schätzungen zur Häufigkeit von Brustkrebs und zum Langzeitüberleben

Die zunehmende Alterung der Bevölkerung in den Industriestaaten ist ein bekanntes Faktum (Pollack et al. 2005). Brustkrebs stellt mit 28% die häufigste Tumorart bei Frauen in Österreich dar (Statistik Austria 2011). Durch die erhöhte Sensitivität der Radiodiagnostik sowie die verbesserten Therapiemöglichkeiten überleben heute ca. 80% aller Patientinnen mit Brustkrebs den Zeitraum von 5 Jahren. Dies gilt auch für den Großteil der Patientinnen, bei denen die regionalen Lymphknoten befallen sind (Jemal et al. 2006). Bezüglich sinkender Mortalitätsraten für Brustkrebs lassen sich europaweit ähnliche Trends feststellen (Malvezzi et al. 2011).

Durch die hohe Wahrscheinlichkeit, ein langes, krankheitsfreies Überleben zu erreichen, steigt auch die Anzahl der Langzeitüberlebenden nach Brustkrebs. Diese Frauen stellen in der Gesellschaft somit die größte Gruppe der Überlebenden nach Krebs dar.

1.1.1   Analyse von Todesursachen von Frauen nach Brustkrebs

Eine schwedische Studie hat auf Basis der *Swedish Family Cancer Database* die Todesursachen bei Frauen nach Brustkrebs ausgewertet (Riihimäki et al. 2012). Diese Datenbank schloss 3,68 Mio. schwedische Frauen zwischen 1996 und 2006 ein. Davon wiesen 122.000 Brustkrebs auf. Insgesamt wurden 641.000 Todesfälle registriert. 48.000 davon betrafen Brustkrebspatientinnen.

Es wurden die Todesursachen von Frauen ohne Brustkrebs denen bei Frauen nach Brustkrebsbehandlung gegenübergestellt.

◻ Tab. 1.1 stellt die Todesursachen sowie mögliche Zusammenhänge mit Therapien und Begleitkonditionen bei Frauen nach Brustkrebs dar. Für alle in der Tabelle angeführten Erkrankungen zeigt sich eine signifikante Erhöhung des Risikos von Frauen nach Brustkrebs. Nichtsignifikante Unterschiede ergeben sich bezüglich folgender Todesursachen (Riihimäki et al. 2012):

- Schlaganfall,
- Myokardinfarkt,
- Demenz,
- Pneumonie,
- arterielle Gefäßerkrankungen,
- Behandlungskomplikationen,
- Verkehrsunfälle,
- Epilepsie,
- chronisch-respiratorische Infektionen,

◘ **Tab. 1.1** Haupttodesursachen bei Frauen ohne Brustkrebs im Vergleich zu Frauen nach Brustkrebs entsprechend der *Swedish Family Cancer Database* (Riihimäki et al. 2012)

Todesursache	Anzahl von Frauen		Hazard Ratio[a]	95%-Konfidenz-intervall	
	ohne Brustkrebs	nach Brustkrebs			
Koronare Herzerkrankung	51.497	2558	1,14	1,10	1,19
Herzversagen	21.093	1237	1,29	1,22	1,37
Andere Herz-erkrankungen	19.067	1027	1,24	1,17	1,32
Gastrointestinale Erkrankungen	19.840	868	1,10	1,02	1,17
Osteoporose	24.087	785	1,14	1,07	1,23
Suizid	6550	159	1,39	1,19	1,63
Diabetes mellitus	12.000	566	1,18	1,08	1,28
Pulmonale Erkrankungen	6278	376	1,51	1,36	1,68
Erkrankungen des Harntrakts	7183	357	1,16	1,05	1,30
Infektionen	2805	135	1,20	1,01	1,42

[a] Alle Unterschiede waren statistisch signifikant.

— Erkrankungen des Nervensystems und der Psyche,
— Hypertonie,
— Anämie.

1.1.2 Gesundheit und Krankheit bei Frauen nach Brustkrebs – Relevanz für Public Health

Im 19. Jahrhundert und Anfang des 20. Jahrhunderts waren **Infektionen** aufgrund der ungünstigen hygienischen Bedingungen des Alltags Hauptursachen für Er-

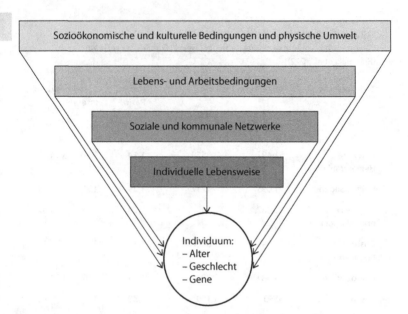

◘ Abb. 1.1 Hauptdeterminanten der Gesundheit nach Whitehead und Dahlgren

krankungen und Todesfälle. Ab der Mitte des letzten Jahrhunderts kam es zu einer entscheidenden Veränderung der Morbiditäts- und Mortalitätsursachen. Es traten vermehrt Erkrankungen des **Herz-Kreislauf-Systems** sowie **Krebs- und Atemwegserkrankungen** auf. Letztere stellen auch heute die Hauptprobleme für das medizinische Versorgungssystem dar.

Die **Lebenserwartung** ist in Europa in den letzten Jahrzehnten relevant gestiegen. Laut *Ageing Report* der Europäischen Kommission beträgt die durchschnittliche Lebenserwartung in Deutschland für Frauen 83,3 Jahre und für Männer 78,6 Jahre (*European Commission* 2014).

Weltweite epidemiologische Untersuchungen haben gezeigt, dass trotz der steigenden Lebenserwartung **nicht alle Bevölkerungsschichten** gleichmäßig von Erkrankungen betroffen sind. Die Gesundheit des Menschen wird durch eine Vielzahl von Faktoren beeinflusst (Whitehead u. Dahlgren 1991; ◘ Abb. 1.1). Untersuchungen von McKeown et al. haben schon 1974 ergeben, dass medizinische Interventionen erstaunlich wenig Einfluss auf die Mortalität des Menschen aufweisen. Whitehead und Dahlgren (1991) sahen das größte Verbesserungspotenzial für die Gesundheit in den Bereichen der **physischen und sozialen Umwelt** sowie in der **Lebensweise** der Menschen.

1.1.3 Förderung von Gesundheit

Förderung von Gesundheit steht **nicht** im Zusammenhang mit medizinisch-therapeutischen Interventionen. Sie kann mit ganz unterschiedlichen Maßnahmen erfolgen. Diese sind die Förderung einer gesunden Lebensweise, der verbesserte Zugang zu den Gesundheitsdiensten und die **aktive Beteiligung von Menschen** an Entscheidungen, die ihre Gesundheit betreffen (Kerr et al. 2007; Naidoo u. Wills 2010). Die Gesundheitsförderung stellt ein Bündel von Maßnahmen dar, die alle den gleichen Zweck erfüllen: Im Zentrum steht der Gewinn an Gesundheit und Wohlbefinden. Letzteres beeinflusst den individuellen Lebensstil und die kollektiven Lebensbedingungen.

Gesundheitsförderung zielt darauf ab, die **persönlichen und sozialen Gesundheitsressourcen,** verknüpft mit der Umsetzung von politischen Maßnahmen, zu stärken. Eine Verbesserung von Gesundheitsdeterminanten ist das vorrangige Ziel. Parallel soll die **gesundheitliche Ungleichheit** verschiedener sozialer Gruppen reduziert werden (Kickbusch 2003). Die entscheidenden Komponenten hierfür liegen in der Stärkung von **Eigenkompetenz** und **Selbstbestimmung** sowie der **Selbstbefähigung** im Umgang mit der eigenen Gesundheit, dem sog. **Empowerment** (Laverack u. Conrad 2010).

1.1.4 Der Prozess des Empowerment

Laut *World Health Organisation* (WHO) wird Empowerment wie folgt definiert:

> **Empowerment**
>
> Es handelt sich um einen Prozess, durch den Menschen eine **bessere Kontrolle über die Entscheidungen und Handlungen** gewinnen, die ihre **Gesundheit beeinflussen** (WHO 1986).

Immer, wenn Menschen in kritische Lebensphasen eintreten, erweisen sich diese – in Empowerment-Prozessen gewonnenen – persönlichen Ressourcen als bedeutsame Kraftquellen der Gesunderhaltung und der Identitätssicherung. Diese **salutogenetische** Ausrichtung mit dem **Rückgriff auf persönliche Ressourcen** macht es dem Einzelnen möglich, den Herausforderungen psychosozialer Belastungen zu begegnen, ohne dauerhafte Symptome der Überforderung zu entwickeln (Herriger 1997). Im Hinblick auf ein aktives gesundheitsbewusstes Leben nach Behandlung von Brustkrebs ist folgendes Gesundheitsmodell von wesentlicher Bedeutung:

Salutogenese-Prinzip nach Antonowsky

Das **Salutogenese-Modell** weist im Zentrum die Frage auf, was gesund macht und gesund erhält. Die Gesundheit ist **nicht** das Gegenteil von Krankheit, sondern das Überwiegen gesunder Anteile des Menschen. Zum Unterschied dazu existiert beim **Pathogenese-Modell** die zentrale Frage: Was macht uns krank? Somit handelt es sich um ein Krankheitsmodell, das sich in erster Linie auf Risikofaktoren konzentriert.

Bei **Empowerment** handelt sich um einen selbstbestimmten, selbstbefähigten bzw. selbstbemächtigten Umgang mit der eigenen Gesundheit. Der Ausgangspunkt für Empowerment-Prozesse knüpft an das salutogenetische Prinzip an. Menschen machen sich auf die Suche nach Auswegen aus der erlernten Hilflosigkeit und der entmutigenden Abhängigkeit. Ursprünglich kommt das Konzept des Empowerment aus dem Bereich der Bürgerrechtsbewegung und der gemeindebezogenen sozialen Arbeit in den USA.

In der Entwicklungsarbeit in der Dritten Welt, der Sozialpädagogik, Gesundheitsförderung und Behindertenarbeit stellt Empowerment einen fixen Bestandteil dar (Herriger 2009). Auch wenn es zum derzeitigen Zeitpunkt noch unrealistisch ist, sollte Empowerment des Einzelnen zunehmend in das medizinische Gesamtkonzept einbezogen werden. Es sollte den Menschen immer wieder klargemacht werden, dass Empowerment die wesentliche, **vom Individuum beeinflussbare Größe** in der Optimierung der gesundheitlichen Gesamtversorgung darstellt. Es wird wahrscheinlich viele Jahre dauern, bis dieser Prozess die Gesellschaft durchdringen kann.

1.1.5 Health Literacy/Gesundheitskompetenz/Gesundheitsmündigkeit/Gesundheitsalphabetisierung

> **Health Literacy (Gesundheitskompetenz)**
>
> Fähigkeit des Einzelnen, im täglichen Leben Entscheidungen zu treffen, die sich positiv auf die Gesundheit auswirken. Des Weiteren definiert sich Health Literacy als Fähigkeit, Gesundheitsinformationen zu beschaffen, diese zu verstehen und zu verwenden. Dies geschieht zu Hause, in der Gesellschaft, am Arbeitsplatz, im Gesundheitssystem, im Markt und auf der politischen Ebene.

Gesundheitskompetenz ermächtigt Personen zur Selbstbestimmung und zur Übernahme von Gestaltungs- und Entscheidungsfreiheit bezüglich ihrer Gesundheit. Sie verbessert die **Fähigkeit, Gesundheitsinformationen zu finden, zu verstehen und Verantwortung für die eigene Gesundheit zu übernehmen** (Kickbusch et al. 2005). Dadurch soll die Lebensqualität erhalten bzw. verbessert werden. Mit dem Begriff »E-patient« wird deutlich, dass Patienen und Interessierte heute zunehmend online Informationen zur Gesundheit suchen und finden. Eurostat hat nachgewiesen, dass bereits 2007 57% der Deutschen das Internet für Gesundheitsrecherchen genutzt haben (OECD, Eurostat 2015).

Gesundheitskompetenz (Health Literacy) und Empowerment sind Themenbereiche, die im Zusammenhang mit Gesundheit und Krankheit in Österreich bisher nur mangelhaft praktiziert wurden. Im Mai 2012 hat der österreichische Gesundheitsminister die gesundheitspolitischen Handlungsschwerpunkte der kommenden 20 Jahre veröffentlicht. Das dritte Rahmengesundheitsziel für Österreich lautet: »Gesundheitskompetenz der Bevölkerung stärken« (Weilguni 2012). Häufig bestehen bei der betroffenen Frau nach einer Brustkrebserkrankung die verstärkte Bereitschaft und der innere Antrieb, eigenständig Entscheidungen bezüglich ihrer Gesundheit zu treffen.

Aus folgenden Gründen ist die **Relevanz von Empowerment und Health Literacy** im Zusammenhang mit **Frauen nach Brustkrebs** für den Bereich Public Health besonders gegeben:

Bedeutung von Empowerment und Health Literacy nach Brustkrebs
- Steigende Anzahl der **Langzeitüberlebenden** nach Brustkrebs: sog. **Survivorship** (Micheli et al. 2009)
- Die **sozioökonomischen Determinanten** wie Armut, Bildung und Sozialkapital haben entscheidenden Einfluss auf Krebsentstehung, Behandlung, Nachbetreuung sowie die Prognose (Kroenke et al. 2013; Woods et al. 2006, Merletti et al. 2011)
- **Lebensstilmaßnahmen** spielen in der Primär- und Sekundärprävention von Krebs eine Rolle
- Rahmengesundheitsziele vieler europäischer Länder inkludieren die Stärkung der Gesundheitskompetenz der Bevölkerung ganz wesentlich

---

1.1.6 Geschlechtsspezifischer Umgang mit Empowerment und Health Literacy

Der Umgang beider Geschlechter mit Health Literacy und Empowerment ist unterschiedlich. Die Differenz ergibt sich aufgrund unterschiedlicher Lebensstile, unterschiedlichem Verhalten bei der Suche nach Rat und Hilfe sowie durch unterschiedliche Ressourcen und Belastungen (Zemp-Stutz 2005). Frauen, die eine Brustkrebserkrankung überwunden haben, stellen häufig die Bedeutung der Lebensqualität und eine Auseinandersetzung mit gesunder Lebensführung in das Zentrum ihres täglichen Handels (Epplein et al. 2011).

Etablierte Interventionen zur Förderung der Gesundheit und Ermutigung zur Gesundheit

Edgar Petru und Claudia Petru

E. Petru, C. Petru, *Langzeitüberleben nach Brustkrebs*,
DOI 10.1007/978-3-662-47004-6_2, © Springer-Verlag Berlin Heidelberg 2015

Im Fokus der möglichen Interventionen stehen im Sinne eines salutogenetischen Gesundheitsmodells die positive Beeinflussung der **körperlichen Aktivität**, des **Ernährungsverhaltens** und **sozioökonomischer** Faktoren (WHO 1986). Es soll im Folgenden dargestellt werden, welche edukativen Maßnahmen bei Frauen nach Brustkrebs Empowerment und Health Literacy/Gesundheitskompetenz stärken und auf diese Weise deren persönliche Lebensqualität verbessern können.

2.1 Welche Themenbereiche sehen langzeitüberlebende Frauen als wichtig für ihre Gesundheit und ihr Wohlbefinden an, und gibt es hier altersbedingte Präferenzen? – Eine Befragung von Frauen einer Patientenunterstützungsorganisation

Mithilfe eines speziell entwickelten Fragebogens sollte herausgefunden werden, welche Themenbereiche Frauen nach Brustkrebs interessieren und welche sie in ihren Alltag integrieren wollen.

Hypothese war, Themen wie Sexualität, Stressbewältigung in der Familie und im Berufsleben, Gesundheitsinformationen, Ernährung, Bewegung und Vermeidung von Übergewicht würden bei jüngeren Frauen besonderes Interesse hervorrufen. Es wurde angenommen, dass von der Gruppe der älteren Frauen schwerpunktmäßig die Stärkung von sozialen Netzwerken, Spiritualität und Bildungsthemen genannt würden.

Ziel der Erhebung bei ca. 30 Frauen war es, auf deren Basis Grundpfeiler für ein Langzeitbetreuungskonzept für Frauen nach Brustkrebs im Rahmen des gemeinnützigen Vereins der »Frauen- und Brustkrebshilfe Österreich« zu entwickeln.

Methodik

Edgar Petru und Claudia Petru

E. Petru, C. Petru, *Langzeitüberleben nach Brustkrebs*,
DOI 10.1007/978-3-662-47004-6_3, © Springer-Verlag Berlin Heidelberg 2015

3.1   Wissenschaftliche Literaturübersicht

Die wissenschaftliche Literatur wurde mittels elektronischer Forschungsdatenbanken von PubMed (*US National Library of Medicine, National Institutes of Health*), Google Scholar, Chinahl und der *Cochrane Collaboration* analysiert.

Für die Literatursuche wurden folgende **Stichwörter** verwendet: *women after breast cancer – survivorship and cancer – cancer and empowerment – patient education – long-term quality of life after breast cancer – quality of life and survivorship – nutrition after breast cancer – obesity and survival after breast cancer – physical activity and breast cancer – alcohol and cancer – vitamins and cancer – antioxidants and cancer – complementary and alternative medicine after breast cancer – social support and relationships after breast cancer – employment after cancer.*

Neben den Datenbanken wurde auf der Homepage der Schweizer und der Deutschen Gesundheitsförderung zu den Begriffen »Health Literacy« und »Empowerment« recherchiert.

3.2   Befragungsprojekt für Frauen nach Brustkrebs: Themenkreise mit besonderem Interesse für deren Gesundheit und Wohlbefinden

Auf der Basis von Literaturdaten und eigenen Erfahrungen wurde ein **Fragebogen** für von Brustkrebs betroffene Frauen entwickelt (◘ Abb. 3.1). 34 konsekutive Frauen, deren Brustkrebserkrankung mindestens 5 Jahre zurücklag, wurden hinsichtlich der Themenbereiche, die sie für ihre Gesundheit und ihr Wohlbefinden als besonders wichtig erachten, schriftlich befragt. Erhebungszeitraum war Januar bis April 2013.

Für diese Befragung wurden Frauen in Informationsveranstaltungen des gemeinnützigen Vereins der »Frauen- und Brustkrebshilfe Österreich« (n = 13) sowie aus der Brust- bzw. Nachsorgeambulanz der Universitätsfrauenklinik der Medizinischen Universität Graz rekrutiert (n = 21). Zwei der angefragten Frauen wollten an dieser Fragebogenerhebung nicht teilnehmen. Nach Einholung eines *informed consent* (informierte Einwilligung) erfolgte die Erhebung bei 32 Frauen auf freiwilliger Basis und anonymisiert. Der Chi-Quadrat-Test wurde angewendet, um statistische Unterschiede zwischen den Subgruppen zu detektieren.

Fragebogen für Langzeitüberlebende nach Brustkrebs

Als ehemalige Patientin erachte ich folgende Bereiche für meine Gesundheit und mein Wohlbefinden als besonders wichtig: Reihenfolge 1-10

Bitte um Ihre Altersangabe:	Zahl 1-10 (10 am wichtigsten, 1 am unwichtigsten)
Soziale gesellschaftliche Kontakte	
Partnerschaft/Familie	
Beruf/Beschäftigung/Finanzielles	
Bildung/Reisen	
Religion/Spiritualität	
Rechtliche Fragen	
Gedächtnisprobleme, Konzentrationsschwäche	
Sportliche Aktivitäten/Bewegung	
Gewichtsmanagement	
Ernährung	
Nahrungsergänzungsmittel	
Entspannungsübungen, Massagen	
Medizinische Fortbildung/Weiterbildung (Genetik etc.)	
Sexualität, Kinderwunsch	
Schmerztherapie	
Lymphödem	
Brustrekonstruktion	
Hormonelle Ausfallserscheinungen (Wechselbeschwerden)	
Knochengesundheit	
Psyche, Gemütsstörungen	
Danke für Ihre Mitarbeit!	

■ **Abb. 3.1** Fragebogen für Langzeitüberlebende nach Brustkrebs (Petru 2013)

Das Leben nach der Brustkrebstherapie

Edgar Petru und Claudia Petru

E. Petru, C. Petru, *Langzeitüberleben nach Brustkrebs*,
DOI 10.1007/978-3-662-47004-6_4, © Springer-Verlag Berlin Heidelberg 2015

Eine Brustkrebserkrankung stellt häufig eine **Zäsur im Leben** dar, die zum globalen Nachdenken anregt. Viele Frauen wollen nach Brustkrebs ihr **Leben aktiv verändern**. Dies geschieht auf der Basis von Informationen durch onkologisches Personal, Arbeit innerhalb von Patientinnenorganisationen, Fortbildungsveranstaltungen und Internet-Recherchen.

4.1   Interessensgebiete von Frauen nach Brustkrebs

In ◘ Tab. 4.1 sind die Interessensgebiete von Frauen nach Brustkrebs, die präferenziell in **Nachbetreuungsgruppen** behandelt werden (sollen), aufgelistet (Trotter et al. 2011). Daneben haben Trotter et al. (2011) auch solche Themenbereiche definiert, die Frauen nach Brustkrebs präferenziell **persönlich verändern** möchten. Diese beinhalten mehr körperliche Bewegung, gesundes Essen, Stressverminderung, Optimierung des Körpergewichts, Änderung von Rauchgewohnheiten, Reduktion der Einnahme von Medikamenten, Reduktion des Alkoholkonsums, Nutzung extramuraler Unterstützungsangebote, Optimierung der Partnerbeziehung, Verbesserung des persönlichen Zeitmanagements und Knochengesundheit.

Es geht nicht nur darum, als ehemalige Patientin Interesse für die Themen, die in ◘ Tab. 4.1 genannt sind, zu zeigen. Vielmehr sollen Informationen über diese Fachbereiche die Basis für ein *shared decision-making* in Bezug auf zukünftige Gesundheitsmaßnahmen darstellen.

> **Shared decision-making**
>
> **Aktive Einbeziehung der/des Betroffenen** in die Ausgestaltung und Durchführung von Versorgungsprozessen (partizipative Entscheidungsfindung).

Eine **gemeinsame Entscheidung** von medizinischem Fachpersonal und ratsuchender Person erfordert **Nutzer- und Fachkompetenz**.

> **Self-Tailoring**
>
> An das eigene Leben angepasste Anwendung von Wissen und Fertigkeiten nach entsprechender Basisinformation. Self-Tailoring bedeutet auch die Befähigung, den Beeinflussungsspielraum der Gesundheit für sich persönlich optimal zu nutzen.

Aus der Sicht einer Frau nach Brustkrebs ist es besonders wichtig, sich **nicht nur passiv ausschließlich auf die medizinische Betreuung zu verlassen**. Ein viel weiter reichendes Begleitkonzept zur Förderung der Gesundheit sollte im Mittelpunkt stehen (*sharing power*).

◻ Tab. 4.1 Interessensgebiete von Frauen nach Brustkrebs, die präferenziell in Nachbetreuungsgruppen behandelt werden (nach Angaben aus Trotter et al. 2011; *Duke Center for Survivorship Services*)

Medizinnahe Themen	Themen des Lebensstils
Schmerzen	Ernährung
Armschwellung/Lymphödem	Soziale Beziehungen
Brustrekonstruktion	Gewichtsmanagement
Fertilität, Kinderwunsch	Sport, körperliche Aktivität
Klimakterische Beschwerden	Versorgung/Kindererziehung
Nebenwirkungen von Medikamenten	Finanzielles, Beruf/Arbeitslosigkeit, Krankenversicherung
Depression und Angstzustände	Schlafstörungen
Knochengesundheit	Raucherentwöhnung
Fatigue, Leistungsverlust	Sexualität
Genetisches Risiko	Körperbild
Konzentrations- und Gedächtnisprobleme	

4.2 Empowerment von Frauen nach Brustkrebs durch Gruppentreffen

Die Begleitung und Führung von Frauen nach Brustkrebs innerhalb von Gruppen stellt ein wichtiges Instrument zur Einbeziehung und zum Empowerment dar. Es geht dabei darum, das **Selbstvertrauen** von Frauen und deren **Fähigkeit zum Selbstmanagement** wiederherzustellen bzw. zu fördern. Dazu gehören das Verstehen der Erkrankung (**Kognition**), das darauf aufbauende individuelle Gesundheitshandeln (**Verhalten**) sowie das gefühlsmäßige Verarbeiten (**Emotion**).

Einzel- und Gruppenschulungen mit Wissens-/Informationsvermittlung verstehen sich als edukatives Prinzip. Das Erlernen von Techniken zur Lösung von Problemen und das Setzen von Zielen zur Erhöhung der Selbstwirksamkeit stehen im Mittelpunkt der Aktivitäten. Sie basieren auf einem **sozial-kognitiven Prinzip**. Zusätzlich erfolgen das Erlernen von Stressbewältigung nach dem Stress-Coping-Modell und die Nutzung sozialer, materieller, kultureller bzw. spiritueller Ressourcen.

In der folgenden Übersicht sind die essenziellen Elemente für eine effektive Gruppenbetreuung mit dem Ziel der Förderung von Gesundheit bei Frauen nach Brustkrebs aufgeführt (*www.centeringhealthcare.org/forms/chi_brochure.pdf*).

Essenzielle Elemente für eine effektive Gruppenbetreuung mit dem Ziel der Förderung von Gesundheit (adaptiert nach Trotter et al. 2011)

- Die Feststellung des Gesundheitszustands erfolgt in einem Gruppenraum
- Teilnehmer führen selbstversorgende Aktivitäten durch
- Eine Fachkraft steht fakultativ als Führung der Gruppe zur Verfügung
- Die Gruppenleitung ist stabil
- Die Gruppe ist in einem Kreis angeordnet
- Jede Gruppensitzung weist eine Struktur bzw. ein Programm auf
- Die Aufmerksamkeit ist auf das Hauptthema gerichtet, obwohl die Schwerpunkte wechseln können
- Die Gruppe schätzt den Beitrag jedes einzelnen Mitglieds
- Die Zusammensetzung der Gruppe ist möglichst stabil
- Die Gruppengröße ist optimal, um den Fortschritt eines Prozesses zu garantieren
- Die Einbeziehung von Familienmitgliedern/Angehörigen ist optional
- Möglichkeiten, soziale Kontakte innerhalb der Gruppe zu pflegen, sollen unterstützt werden
- Eine Evaluierung des Ergebnisses der Gruppenarbeit hat zu erfolgen

---

Voraussetzung für eine gute Gruppenarbeit ist ausreichend Platz in einem abgeschlossenen Raum. Erfrischungen und Edukationsmaterial sollten zur Verfügung stehen. Ebenso sollten Kopien von Unterlagen, die nach Hause mitgenommen werden können, aufliegen. Letztere sollten eine Programmvorschau über geplante Aktivitäten, Informationen zu lokalen und nationalen Service-Einrichtungen für ehemalige Tumorpatientinnen, Anleitungskarten zur Brustselbstuntersuchung und Ratschläge zur Symptomkontrolle beinhalten.

Für jede Frau sollte möglichst auch ein individueller **Survivorship-Care-and-Educational-Plan** erstellt und ihr dieser mitgegeben werden. Die edukativen Themen beinhalten u. a. Hinweise zu Ernährung, körperlicher Bewegung, Knochengesundheit, Stressmanagement und die Behandlung von Lymphödemen (Trotter et al. 2011).

4.3 Bedeutung von Patientinnenunterstützungsorganisationen/Patientinnenbetreuungsgruppen/ Vereinen, Interessensvertretungen und Selbsthilfegruppen/*Patient Education Centers*

Gemeinnützige Unterstützungsvereine für Krebspatientinnen, Interessensvertretungen und Selbsthilfegruppen können im Rahmen ihrer Arbeit persönliche Gesundheitsressourcen von Frauen nach Brustkrebs in relevantem Ausmaß fördern. Hier sind **gemeinsame Aktivitäten** wie Wanderungen, Nordic-Walking, Schwimmen in der Gemeinschaft, Yoga und Tanzangebote hervorzuheben. Es handelt sich um Maßnahmen zum **Empowerment** unter Nutzung sozialer Ressourcen (Smith et al. 2013).

Es ist bekannt, dass v. a. Frauen nach Brustkrebs diese Angebote besonders gerne annehmen und dass gerade deshalb bei dieser Patientinnengruppe diesbezügliche Aktivitäten auf besonders fruchtbaren Boden fallen (Trotter et al. 2011). Diesem Umstand wurde auch in den aktuellen Leitlinien zur *High Quality Cancer Survivorship Care* der *American Society of Clinical Oncology* Rechnung getragen (McCabe et al. 2013).

Ein Beispiel für **edukative Gesundheitsmaßnahmen** in Österreich sind die Aktivitäten des gemeinnützigen Vereins der Frauen- und Brustkrebshilfe, die v. a. auf Bereiche zur Stärkung von Empowerment bei Patientinnen nach Brustkrebs fokussieren (*www.frauenkrebshilfe.at; www.brustkrebshilfe.at*).

4.4 Gesundheitsmaßnahmen für Frauen nach einer Brustkrebserkrankung

Im Mittelpunkt steht die Optimierung des **Ernährungsverhaltens** mit **Gewichtsmanagement**, bewusstem **Alkoholkonsum**, kompetentem Umgang mit Nahrungsergänzungsmitteln, konsequenter **körperlicher Betätigung** sowie eine Stärkung der **sozialen Kontakte** auf allen Ebenen (◘ Abb. 4.1).

4.4.1 Evidenzbasierte Lebensstilinterventionen nach Brustkrebs

Nach der Behandlung von Brustkrebs wurden verschiedene Lebensstilmaßnahmen in klinischen Studien untersucht. Im Mittelpunkt stand dabei das Gesundheitsverhalten im Hinblick auf Ernährung und Bewegung, aber auch der Themenbereich sozialer Bindungen.

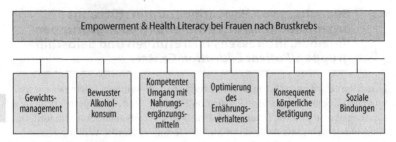

◘ **Abb. 4.1** Gesundheitsmaßnahmen nach einer Brustkrebserkrankung

4.4.2 Optimiertes Ernährungsverhalten

Es stellt zusammen mit vermehrter körperlicher Aktivität eine wesentliche Säule für ein verbessertes krebsspezifisches und qualitätsvolles Überleben dar.

Ernährung/Übergewicht
Risikofaktor für Brustkrebs

Übergewicht stellt einen gut erforschten und wissenschaftlich belegten Risikofaktor für eine Vielzahl von Krebsarten dar. Dies gilt insbesondere für Karzinome des Dickdarms, der Prostata und der Brust (Wolin et al. 2010). Bei Brustkrebs existiert eine Korrelation zwischen **hohem Body Mass Index** (BMI), schlechtem Differenzierungsgrad des Tumors, hohem Tumorstadium und größerem Durchmesser des Primärtumors (Asseryanis et al. 2004; Kerlikowske et al. 2007). In ◘ Abb. 4.2 wird der hypothetische Zusammenhang von Adipositas und der Tumorentstehung im menschlichen Körper schematisch dargestellt.

Niedrigeres Körpergewicht bzw. eine Gewichtsreduktion können **weibliche Hormonspiegel** im Serum reduzieren. Eine randomisierte verblindete Studie hat den Einfluss von Gewichtsverlust und körperlicher Aktivität auf das Profil von Sexualhormonen bei postmenopausalen Frauen ohne Krebs untersucht. Nach einem Jahr war der Östradiolspiegel durch Kalorienreduktion um 16% (p < 0,001) und durch die Kombination von Kalorienreduktion und körperlicher Bewegung um 20% (p < 0,001) gesunken (Campbell et al. 2012).

Gewichtszunahme bei Langzeitüberlebenden nach Krebs in der Kindheit

Bei sehr jungen Krebspatienten wurde im Rahmen der *Childhood Cancer Survivor Study* nachgewiesen, dass neben Behandlungsfaktoren wie z. B. der Amputation von Gliedmaßen die Entstehung von Adipositas durch **folgende Faktoren** beeinflusst wird: Angst vor einem Krebsrezidiv, antidepressive Therapie, niedriger Bil-

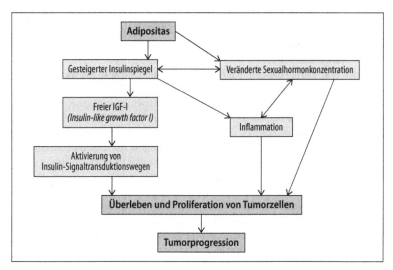

◘ Abb. 4.2 Mögliche biologische Assoziationen zwischen Adipositas und Krebsentstehung bzw. -progression. (Mod. nach Parekh et al. 2012)

dungsgrad, niedriges Familieneinkommen sowie geringe körperliche Aktivität vor
der Tumorerkrankung (Green et al. 2012).

Gewichtszunahme von Frauen mit Brustkrebs während und nach der Therapie

Brustkrebspatientinnen nehmen häufig während der Phase einer Chemo- bzw.
Antihormontherapie an Körpergewicht zu (Bradshaw et al. 2011; Petru et al.
2010). Eine Studie hat bei 1436 Patientinnen mit Brustkrebs den Gewichtsverlauf
untersucht (Bradshaw et al. 2011). Im Durchschnitt betrug die Gewichtszunahme
im ersten Jahr 0,74 kg und im gesamten Beobachtungszeitraum 2,39 kg.

Der wichtigste **Prädiktor für eine Gewichtszunahme** nach Brustkrebs war das
Körpergewicht bei Diagnosestellung. Frauen mit einem BMI 25,0–29,9 wiesen im
Durchschnitt gegenüber der Gruppe mit einem BMI < 25,0 eine gesteigerte Gewichtszunahme von 1,93 kg/Jahr auf. Der größte Effekt auf das Gewicht war im
ersten Jahr nach Diagnosestellung zu beobachten (p < 0,001). Hatten Frauen vor
der Diagnose von Brustkrebs seit ihrem 20. Lebensjahr > 10% an Gewicht zuge-
nommen, war das Risiko einer fortschreitenden Gewichtszunahme nach Brustkrebs ebenso höher. Zu ähnlichen Ergebnissen kamen Irwin et al. im Rahmen der
HEAL-Studie (*Health Eating Activity and Lifestyle Study*). Frauen nahmen im

Durchschnitt vom 1.–3. Jahr nach Diagnosestellung 1,7 ± 4,7 kg zu. Der Körperfettanteil stieg im selben Zeitraum um 2,1% ± 3,9% (Irwin et al. 2005).
Auch eine **längere Behandlungsdauer** fördert die verstärkte Gewichtszunahme (Vance et al. 2011).

Zelek et al. (2011) haben Frauen 8 Jahre nach der Diagnose Brustkrebs untersucht. Bei Diagnosestellung waren sie im Durchschnitt 54 Jahre alt. Es wurden arbiträr 2 Gruppen definiert: Frauen mit einer Gewichtszunahme > 10% und Frauen mit einer Gewichtszunahme < 10%. **Jüngere Patientinnen** wiesen ein höheres Risiko für eine stärkere Gewichtszunahme auf als ältere. Eine behandlungsinduzierte Ovarialinsuffizienz bzw. Amenorrhö könnte für diesen beobachteten Effekt (mit)verantwortlich sein. Das jüngere Lebensalter wurde auch in einer anderen Studie als Risikofaktor identifiziert (Vance et al. 2011).

Folgende Faktoren wiesen in dieser Untersuchung **keinen** signifikanten Einfluss auf eine Gewichtszunahme > 10% auf: Alter bei Diagnosestellung, Nikotinkonsum, Alkoholkonsum, unregelmäßige körperliche Aktivität, adjuvante Chemotherapie, Therapie mit Aromatasehemmern bzw. Tamoxifen und Schilddrüsenhormoneinnahme (Zelek et al. 2011).

Übergewicht und Gelenkschmerzen während einer antihormonellen Therapie

Die IBIS-II-Studie, bei der die antihormonelle Therapie mit dem Aromatasehemmer Anastrazol bei Frauen mit erhöhtem Mammakarzinomrisiko eingesetzt wurde, hat Übergewicht als wesentlichen Risikofaktor für Gelenkschmerzen (Arthralgien) identifiziert (Sestak et al. 2014). Somit gilt es, speziell bei diesem Patientinnenkollektiv dem Übergewicht vorzubeugen.

Übergewicht und Lymphödem

Eine Studie des *Memorial Sloan-Kettering Cancer Center* in New York hat Risikofaktoren für die Entstehung eines Lymphödems 20 Jahre nach Mastektomie und axillärer Dissektion evaluiert. Insgesamt wiesen 49% der Frauen ein Lymphödem auf. 15 Variablen wurden untersucht. Zwei davon waren statistisch signifikant mit der Entwicklung eines Lymphödems assoziiert: **Infektion/Verletzung** der betroffenen oberen Extremität ($p < 0,001$) sowie die **Gewichtszunahme** ($p = 0,02$) seit der Operation (Petrek et al. 2001).

Diätologische Interventionen zur Gewichtsreduktion bei Frauen nach Brustkrebs

In einer randomisierten Studie wurde die **Reduktion des Fettkonsums** bei 2437 Frauen nach Brustkrebs in der *Women's Intervention Nutrition Study* untersucht. In dieser Untersuchung gab es 2 Arme: die diätologische Intervention und die Kontrolle. Der Fettkonsum war nach einem Jahr in der diätologisch geführten

Gruppe signifikant niedriger als in der Kontrollgruppe. Parallel dazu kam es zu einer signifikanten Reduktion des Körpergewichts im Ausmaß von im Median 3 kg (Chlebowski et al. 2006).

641 übergewichtige Langzeitüberlebende nach Brust-, Prostata- und Kolorektalkarzinom wurden im Rahmen der internationalen randomisierten *Reach out to Enhance Wellness Study* (RENEW-Studie) hinsichtlich der Effekte einer zu Hause durchgeführten Diät untersucht (Morey et al. 2009). Die **diätologische Intervention per Telefon** und zusätzliche schriftliche Unterlagen sollten die Ernährungsqualität verbessern und zu einer (moderaten) Gewichtsreduktion führen. Der Gewichtsverlust nach einem Jahr betrug in der Interventionsgruppe 2,06 kg gegenüber 0,92 kg in der Kontrollgruppe (p < 0,001).

Eine Machbarkeitsstudie wurde bei 55 Frauen nach Brustkrebs mit einem BMI > 25 durchgeführt (Klemp et al. 2009). Das mittlere Alter der Frauen betrug 50,7 Jahre, die mittlere Zeit ab Diagnosestellung 45 Monate. Als Startgewicht wurden im Mittel 115 kg dokumentiert. Die Gewichtsabnahme wurde durch 225 Minuten körperliches Training pro Woche und eine Kalorienbeschränkung auf 1200–1500 kcal/Tag angestrebt. Es wurden den Teilnehmerinnen **vorgefertigte Mahlzeiten und niedrigkalorische Shakes** angeboten. Wöchentliche Gruppentreffen wurden durchgeführt. Nach 6 Monaten zeigte sich eine mediane Gewichtsreduktion von 16 kg bzw. um 14% (p = 0,00).

Übergewicht und Prognose nach Brustkrebs

Obwohl die meisten wissenschaftlichen Arbeiten einen Zusammenhang zwischen Übergewicht und **schlechterem tumorspezifischem Überleben** identifiziert haben, ist kritisch anzumerken, dass die Erforschung dieses Zusammenhangs **nicht** das primäre Studienziel war.

Die Übersichtsarbeit von Parekh et al. (2012) hat 33 publizierte Studien entsprechend der Region, in der sie durchgeführt wurden, dem Studiendesign, der Anzahl der Probandinnen mit Brustkrebs und des Zeitraums, zu dem die BMI-Messung erfolgte, dargestellt. Außerdem wurden die regional unterschiedlichen Grenzen von Adipositas, der Studienendpunkt, das relative Mortalitätsrisiko sowie Zusatzcharakeristika der Patientinnen berücksichtigt.

Der Großteil der Studien war in den USA durchgeführt worden, eine kleinere Anzahl in Korea, China, Kanada, Schweden, Norwegen und Italien. Bei den eingeschlossenen Studien handelte es sich überwiegend um prospektive Kohortenstudien. Seltener waren Fall-Kontroll-Studien und retrospektive Kohortenstudien. Im Mittel betrug die Anzahl der Studienteilnehmerinnen 4077 (Spannweite 472–24.698).

Unter den in die Metaanalyse (Parekh et al. 2012) aufgenommenen Studien existiert auch eine prospektive chinesische Kohortenstudie mit 5042 Probandinnen. Sie waren zwischen 20 und 75 Jahre alt. Der Einfluss des BMI auf das Über-

▢ Tab. 4.2 Einfluss des Body Mass Index (BMI) bei der Brustkrebsdiagnose auf das rezidivfreie bzw. krankheitsspezifische Überleben (Chen et al. 2010)

BMI	Vergleich	Relatives Risiko/Hazard Ratio (95%-Konfidenzintervall)
Bei Diagnosestellung	≥ 30 vs. 18,5–24,9	**1,44**[a] (1,02–2,03)
Nach Diagnosestellung	≥ 30 vs. 18,5–24,9	**1,49**[a] (1,08–2,06)
Vor Diagnosestellung bis 6 Monate danach	≥ 5 kg vs. ±1 kg	1,31 (0,97–1,75)
Vor Diagnosestellung bis 18 Monate danach	≥ 5 kg vs. ±1 kg	**1,90**[a] (1,23–2,93)
Bei Diagnosestellung bis 18 Monate danach	≥ 5 kg vs. ±1 kg	1,30 (0,88–1,92)

[a] Statistisch signifikanter Unterschied.

leben nach der Diagnose von Brustkrebs wurde im Detail untersucht. Die mediane Nachbeobachtung betrug 46 Monate. Frauen, die nach Diagnosestellung ≥ 5 kg an Gewicht zunahmen oder eine Adipositas (BMI ≥ 30) entwickelten, wiesen eine signifikant höhere Mortalität auf als Frauen, die nicht an Gewicht zunahmen (Chen et al. 2010; ▢ Tab. 4.2). Die Ergebnisse der Studie (Chen et al. 2010) erscheinen besonders relevant, da auch folgende zusätzliche Variablen untersucht wurden: Alter, Bildungsstatus, Familienstand, Komorbiditäten, sportlicher Aktivitätszustand, Ernährungsgewohnheiten bezüglich Fleisch, Kohl, Sojaprodukten, Menopausenstatus, individuelle Tumorcharakteristika, Antihormontherapie sowie Chemotherapie.

Eine weitere asiatische Fall-Kontroll-Studie, die *Shanghai Breast Cancer Study*, hat 1455 Frauen nach Brustkrebs, die zwischen 25 und 64 Jahre alt waren, eingeschlossen. Die mediane Nachbeobachtung betrug 5,1 Jahre. Ein BMI > 25,0 nach Diagnosestellung war mit einem signifikant schlechteren rezidivfreien Überleben (p = 0,02) und Gesamtüberleben (p = 0,05) im Vergleich zur Gruppe mit geringerem BMI vergesellschaftet. Dieser inverse Zusammenhang blieb auch dann bestehen, wenn andere bekannte Risikofaktoren wie das Tumorstadium in die Analyse einbezogen wurden. Weder das Verhältnis zwischen Taillen- und Hüftumfang noch der Bauchumfang wiesen prognostische Bedeutung auf (Tao et al. 2006).

Whiteman et al. (2005) legten eine amerikanische Fall-Kontroll-Studie (*Cancer and Steroid Hormone Study*) mit 3924 Frauen nach Brustkrebs vor. Dabei wur-

☐ Tab. 4.3 Einfluss des Body Mass Index (BMI) in zwei unterschiedlichen Lebensphasen der Frau auf das krankheitsspezifische Überleben nach Brustkrebs (Whiteman et al. 2005)

Untersuchte Variable BMI	Unterschied BMI ≥ 30 vs. ≤ 22,99	Relatives Risiko/Hazard Ratio (95%-Konfidenzintervall)
Bei Diagnosestellung	Gesamtgruppe	**1,34[a] (1,09–1,65)**
	Prämenopausal	**1,38[a] (1,05–1,80)**
	Postmenopausal	1,32 (0,94–1,83)
Gewichtsveränderung vom 18. Lebensjahr bis zum Erwachsenengewicht	≥ 15,5 kg vs. keine Gewichtszunahme	1,02 (0,82–1,27)

[a] Statistisch signifikanter Unterschied.

de der BMI in zwei unterschiedlichen Lebensphasen der Frau berücksichtigt. Die mediane Nachbeobachtung betrug 14,6 Jahre (☐ Tab. 4.3).

Im Rahmen der *Nurses' Health Study* wurde der Zusammenhang zwischen Gewichtszunahme und Prognose bei 5204 Frauen mit invasivem, nichtmetastasiertem Brustkrebs untersucht. In der multivariaten Analyse zeigte sich bei Frauen, die nach mehr als einem Jahr nach Diagnosestellung eine Gewichtszunahme zwischen 0,5 und 2,0 kg/m² aufwiesen, eine signifikante Verkürzung des brustkrebsspezifischen Überlebens (relatives Risiko 1,35; 95%-Konfidenzintervall 0,93–1,95). Diese inverse Relation verstärkte sich bei einer Gewichtszunahme von > 2 kg/m² (relatives Risiko 1,64; 95%-Konfidenzintervall 1,07–2,51). Auch für das rezidivfreie Intervall zeigte sich bei der angegebenen Gewichtszunahme ein ähnlich negativer Effekt (Kroenke et al. 2005).

Ein systematischer Überblick samt Metaanalyse ergab für adipöse Frauen im Vergleich zu nichtadipösen Frauen auf der Basis der Ergebnisse von 43 Studien mit Brustkrebs und Übergewicht ein schlechteres brustkrebsspezifisches Überleben und Gesamtüberleben (Hazard Ratio 1,33; 95%-Konfidenzintervall 1,21–1,47). Diese Zusammenhänge wurden sowohl für einen erhöhten BMI als auch für das Verhältnis zwischen Bauch- und Hüftumfang bestätigt. Der Nachteil im Überleben adipöser Frauen nach Brustkrebs war bei prämenopausalen Frauen größer als bei postmenopausalen (Hazard Ratio 1,47 vs. 1,22). Allerdings war der Unterschied nicht signifikant (Protani et al. 2010).

82 Studien mit 213.075 Frauen nach Brustkrebs wurden 2014 in einer weiteren Metaanalyse zusammengefasst. Ein **BMI > 30** war in der Prämenopause mit einem

Gesamt-Mortalitätsrisiko von 1,75 und in der Postmenopause mit einem Risiko von 1,34 assoziiert. Auch die brustkrebsspezifische Sterblichkeit wurde durch Adipositas signifikant ungünstig beeinflusst (Chan et al. 2014).

Übergewicht und Entwicklung eines kontralateralen Mammakarzinoms

Über 15.000 Frauen nach Brustkrebs wurden in einer Studie nachbeobachtet und deren Rate an kontralateralem Brustkrebs dokumentiert. Ein BMI > 25 kg/m^2 war mit einem **1,5-fach erhöhten Risiko** assoziiert (p = 0,001). Eine weitere Studie an > 15.000 Frauen nach Brustkrebs fand nach 10 Jahren Nachbeobachtungszeit bei Frauen mit einem BMI > 25 mg/m^2 ebenso ein signifikant erhöhtes Risiko für ein kontralaterales Mammakarzinom (Hazard Ratio 1,5; p = 0,001) (Majed et al. 2011).

In einer Fall-Kontroll-Studie wurde unter 365 Frauen nach Hormonrezeptor-positivem Brustkrebs die Rate an kontralateralem Brustkrebs bei **adipösen Frauen** untersucht. Bei diesen war das Erkrankungsrisiko im Vergleich zu den Kontrollen (*matched pair analysis*) signifikant erhöht (Odds Ratio 1,4; 95%-Konfidenzintervall 1,0–2,1). Das Risiko kontralateraler Mammakarzinome verstärkte sich durch **Alkoholkonsum** und **Rauchen** (Li et al. 2009).

Ernährung/Übergewicht/Diabetes nach Brustkrebs

Eine retrospektive Studie des *MD Anderson Cancer Center* in Houston (Jiralerspong et al. 2013) hat das Überleben von 6342 Frauen nach Brustkrebs in Abhängigkeit von Adipositas (BMI ≥ 30) und **Diabetes mellitus** untersucht. 8% waren Diabetikerinnen und 29% der Frauen adipös. Das rezidivfreie Überleben wie auch das Gesamtüberleben war in der Diabetikerinnengruppe im Vergleich zu den Nichtdiabetikerinnen **signifikant schlechter** (jeweils p < 0,001). Ähnliche Ergebnisse zeigten sich auch bei der Gruppe der adipösen verglichen mit der der normalgewichtigen Frauen. Subgruppenananalysen haben den negativen Einfluss v. a. in der Gruppe der adipösen Frauen identifiziert.

Ernährung/Rauchen

In einer Fall-Kontroll-Studie wurden 365 Frauen nach Hormonrezeptor-positivem Brustkrebs mit 726 Kontrollen (*matched pair analysis*) nachbeobachtet. **Brustkrebs der kontralateralen Seite** war bei Frauen, die zum Zeitpunkt der Erhebung geraucht hatten, signifikant erhöht (Odds Ratio 2,2; 95%-Konfidenzintervall 1,2–4,0). Dieser Effekt wurde durch gleichzeitigen **Alkoholkonsum** verstärkt (Li et al. 2009).

Aktives Rauchen hat gemäß einer Studie bei postmenopausalen Frauen sowohl die Gesamtmortalität (Hazard ratio 1,64; 95%-Konfidenzintervall 1,03–2,60) als auch die **brustkrebsspezifische Mortalität** erhöht (Hazard Ratio 1,45;

95%-Konfidenzintervall 0,78–2,70). Dieser Effekt war insbesondere bei **adipösen Frauen** zu beobachten (Sagiv et al. 2007).

In eine ähnliche Richtung weisen die Daten der US-amerikanischen LACE-Studie (*Life After Cancer Epidemiology Study*) mit 2265 Frauen und einer medianen Nachbeobachtungsdauer von 12 Jahren. Verglichen mit Nichtraucherinnen wiesen Frauen nach Brustkrebs, die aktiv geraucht hatten, eine 2-fach erhöhte brustkrebsspezifische Mortalität auf (Hazard Ratio 2,01; 95%-Konfidenzintervall 1,27–3,18). Raucherinnen nach Brustkrebs wiesen zusätzlich auch für alle anderen, nicht mit Brustkrebs assoziierten Todesursachen ein 3,84-fach erhöhtes Risiko auf (Braithwaite et al. 2012).

4.4.3 Art der Ernährung: Einfluss auf die Prognose von Frauen nach Brustkrebs

Ein relevanter Anteil von Frauen stellt nach Diagnosestellung von Brustkrebs im Sinne von **Health Literacy** bewusst die Ernährung um. Die prospektive britische DietCompLyf-Studie hat bei 1560 Frauen nach Brustkrebs eine signifikante Reduktion des Konsums von Fett, Zucker, rotem Fleisch, Kaffee, Alkohol und Weißmehlprodukten nachgewiesen (jeweils p < 0,05) (Velentzis et al. 2011).

641 übergewichtige Langzeitüberlebende nach Brust-, Prostata- und Kolorektalkarzinom wurden im Rahmen der internationalen randomisierten *Reach out to Enhance Wellness Study* (RENEW-Studie) hinsichtlich der Effekte einer zu Hause durchgeführten Diät untersucht (Morey et al. 2009). Die diätologische Intervention sollte die Ernährungsqualität verbessern und zu einer Gewichtsreduktion führen. Alle Teilnehmer erhielten telefonische Anweisungen und schriftliche Unterlagen. Zu Beginn betrug der körperliche Funktions-Score im Mittel 75,7. Der Endpunkt der Studie nach 12 Monaten zeigte in der Interventionsgruppe einen weniger starken Abfall des durchschnittlichen körperlichen Funktions-Score (−2,15 vs. −4,84 in der Kontrollgruppe). Die Gesamtlebensqualität verbesserte sich signifikant in der Interventionsgruppe im Vergleich zur Kontrollgruppe.

Fettkonsum/Fettreduktion nach Brustkrebs

516 postmenopausale Frauen nach Brustkrebs, die ein medianes Überleben von 80 Monaten aufwiesen, erhielten einen Fragebogen zu ihrem Ernährungsverhalten. In der multivariaten Analyse betrug das relative Risiko (Hazard Ratio) von Brustkrebsmortalität für Fett 3,12, für Ballaststoffe 0,48, für Gemüse 0,57 und für Früchte 0,63 (McEligot et al. 2006).

Chlebowski et al. haben 2006 klinisch besonders relevante Daten der randomisierten Multicenterstudie *Women's Intervention Nutrition Study* zur **Reduktion des Fettkonsums** bei Frauen nach Brustkrebs veröffentlicht. 2437 Frauen wurden in 2 Gruppen randomisiert: Diätologische Intervention bzw. Kontrolle (Beobachtungsarm). Die Auswertung erfolgte nach 5 Jahren. Der Fettkonsum war nach einem Jahr in der diätologisch geführten Gruppe signifikant niedriger als in der Kontrollgruppe (33,3 g Fett/Tag vs. 51,3 g Fett/Tag; $p < 0,001$). Diese Fettreduktion in der Nahrungszufuhr führte parallel zu einer Reduktion des Körpergewichts. Die diätologisch unterstützte Fettreduktion in der Ernährung bewirkte im Vergleich zur Kontrollgruppe eine **Verminderung des lokalen und regionären Rezidivrisikos, der Fernmetastasen und der kontralateralen Karzinome** (9,8% vs. 12,4%). Die Hazard Ratio betrug 0,76 (95%-Konfidenzintervall 0,60–0,98; $p = 0,077$, Log-rank-Test; $p = 0,034$, Cox-Regressionsmodell). Eine statistisch signifikante Verbesserung des rezidivfreien Intervalls wurde nur in der Gruppe mit Hormonrezeptor-negativem Brustkrebs beobachtet (Hazard Ratio 0,58; 95%-Konfidenzintervall 0,37–0,91). In ■ Abb. 4.3 sind diese unterschiedlichen Ergebnisse in Abhängigkeit vom Hormonrezeptorstatus dargestellt.

Für den beobachteten Effekt wurden Mediatoren wie reduzierte Insulinspiegel, reduzierte Insulinresistenz, reduzierte Konzentrationen von *insulin-like growth factor I* und/oder die Verminderung von Markern der Inflammation verantwortlich gemacht (Chlebowski et al. 2006).

In einer weiteren prospektiven Studie wurde der monatliche Fettkonsum bei 953 Frauen nach Brustkrebs evaluiert. Der Konsum von 33 verschiedenen Speisen und Getränken wurde detailliert abgefragt und dokumentiert. Nachdem bei der Auswertung verzerrende Prognosefaktoren wie Tumorstadium und Alter eliminiert waren, zeigte sich für **jedes zusätzliche konsumierte kg an Fett pro Monat** eine Erhöhung der Mortalität um 40% (Gregorio et al. 1985).

Indirekt geben auch Studiendaten Überlebender nach Krebs im Kindesalter Hinweise darauf, dass Frauen nach Krebs eine höhere Prävalenz von arteriosklerotischen Gefäßverkalkungen aufweisen. Eine Studie aus dem Jahr 2012 wies bei 201 Langzeitüberlebenden nach Krebs im Kindesalter im Vergleich zu deren Geschwistern ohne Krebserkrankung im Mittel 11 Jahre nach Diagnose signifikant höhere Raten von mittleren Nüchtern-Serumkonzentrationen von Low-density-lipoprotein(LDL)-Cholesterin nach. Des Weiteren wurden auch höhere Spiegel von Nüchtern-Insulin und C-reaktivem Protein beobachtet ($p < 0,001$ für alle Parameter). Das altersadjustierte **30-Jahres-Risiko** für einen **Myokardinfarkt, kardialen Todesfall oder Schlaganfall** war bei allen Krebsüberlebenden höher als bei deren Geschwistern. Dies galt sowohl für Personen nach kardiotoxischer Chemotherapie als auch für Personen ohne eine solche Chemotherapie (Risiko 2,1-fach vs. 1,7-fach; jeweils $p < 0,01$) (Lipshultz et al. 2012).

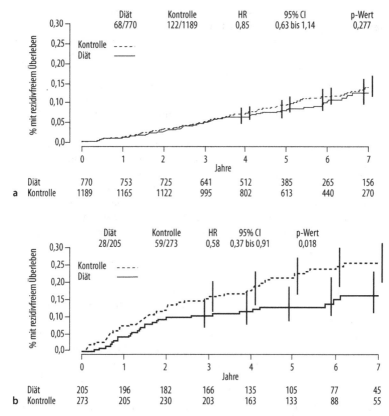

◻ Abb. 4.3 Effekt von fettreduzierter Ernährung auf das rezidivfreie Überleben bei Patientinnen nach Brustkrebs in Abhängigkeit vom Hormonrezeptorstatus. **a** Rezidivfreies Überleben: hormonrezeptor-positiver Brustkrebs, **b** Rezidivfreies Überleben: hormonrezeptor-negativer Brustkrebs, *HR* Hazard Ratio, *CI* Konfidenzintervall. (Mod. nach Chlebowski et al. 2006)

Obst- und Gemüsekonsum, Ballaststoffkonsum nach Brustkrebs

In der randomisierten *Women's Healthy Eating and Living Study* (WHEL-Studie) hat eine Diät mit hohem Anteil an Gemüse und Ballaststoffen sowie reduziertem Fettanteil nach einem Jahr bei 2198 Überlebenden nach Brustkrebs vasomotorische menopausale Symptome signifikant reduziert (Gold et al. 2006).

1901 Frauen nach Brustkrebs erhielten in der *Life after Cancer Epidemiology Study* (LACE-Studie) einen Ernährungsfragebogen. Zwei diätologische Richtungen wurden abgefragt: Einerseits bei Frauen, die einen **hohen Gemüse-, Obst-, Vollkorn- und Hühnerfleischanteil** in ihrer Ernährung aufwiesen, und andererseits bei Frauen, deren Nahrung einen hohen Anteil an rotem und verarbeitetem Fleisch sowie hellen Mehlprodukten beinhaltete. Es zeigte sich ein statistisch signifikant besseres Gesamtüberleben für die Gruppe von Frauen mit hohem Gemüse- und Obstverzehr (Hazard Ratio 0,57; 95%-Konfidenzintervall 0,36–0,90; p = 0,02). Auch die Rate an nichtbrustkrebsassoziierten Todesfällen war bei hohem Gemüse- und Obstkonsum statistisch signifikant reduziert (p = 0,02) (Kwan et al. 2009).

In eine ähnliche Richtung weisen die Daten von Vrieling et al. (2013). In dieser deutschen Studie erhielten 2522 Frauen nach Brustkrebs einen Ernährungsfragebogen. Zwei wesentliche Ernährungsgewohnheiten wurden unterschieden: Die »gesunde« Ernährungsweise mit einem **hohen Anteil an Gemüse, Obst, Pflanzenöl, Gemüsebrühe und -saucen** gegenüber einer »ungesunden« Ernährungsform mit einem hohen Anteil an rotem und verarbeitetem Fleisch wie Wurstwaren und an Trans-Fettsäuren. Das »gesunde« Ernährungsmuster war mit einem reduzierten Brustkrebs-Rezidivrisiko verbunden (Hazard Ratio 0,71; 95%-Konfidenzintervall 0,48–1,06; p-Trend 0,002). Steigender Konsum von »ungesunder« Ernährung war auch mit einem signifikanten Anstieg von nichtbrustkrebsassoziierter Mortalität (Hazard Ratio 3,69; 95%-Konfidenzintervall 1,66–8,17; p-Trend < 0,001) und Gesamtmortalität verbunden (Hazard Ratio 1,26; p-Trend 0,02; Vrieling et al. 2012).

Die randomisierte *Women's Healthy Eating and Living Study* (WHEL-Studie) untersuchte bei 3088 Frauen nach Brustkrebs den Effekt eines hohen Anteils an Obst, Gemüse und Ballaststoffen und von niedrigem Fettkonsum in der täglichen Ernährung. Es handelte sich um eine Gruppe mit telefonisch durchgeführtem diätologischem Beratungsgespräch (Inteventionsarm) im Vergleich zur Information über Merkblätter in der Kontrollgruppe. Nach 7,3 Jahren zeigte sich **kein** signifikanter Unterschied in der Rezidivrate (Pierce et al. 2007a).

In der *Nurses' Health Study* wurden 2619 Frauen ein Jahr nach Brustkrebs bezüglich ihres Ernährungsverhaltens befragt. Nach einem Median von 9 Jahren wurde die nichtbrustkrebsassoziierte Mortalität ausgewertet. Eine **typisch westliche hochkalorische, fettreiche und ballaststoffarme Ernährungsweise** war mit einer Erhöhung der Mortalität um 15–46% assoziiert (Kroenke et al. 2005).

Eine aktuelle Auswertung der *Nurses' Health Study* mit 2729 Frauen nach Brustkrebs hat den möglichen Einfluss von vier qualitativ unterschiedlichen Ernährungsformen untersucht:

- *Alternate Healthy Eating Index,*
- *Diet Quality Index–Revised,*
- *Recommended Food Score,*
- *Alternate Mediterranean Diet Score.*

Zwischen den qualitativ verschiedenen Ernährungsformen und dem brustkrebsspezifischen Überleben sowie dem Gesamtüberleben konnte **kein** Zusammenhang nachgewiesen werden. Eine hochqualitative Ernährung führte jedoch zu einem verbesserten nichtbrustkrebsspezifischen Überleben (Kim et al. 2011).

Obst-, Gemüsekonsum und körperliche Aktivität nach Brustkrebs

Pierce et al. haben 1490 Frauen nach Brustkrebs hinsichtlich des Einflusses von körperlicher Aktivität (**je 30 Minuten Gehen an 6 Tagen pro Woche**) und ≥ 5 Portionen Obst bzw. Gemüse pro Tag prospektiv untersucht. Wurden beide Voraussetzungen, also körperliche Aktivität **und** erhöhter Obst-/Gemüsekonsum, erfüllt, ergab sich für die Frauen ein signifikanter Vorteil bezüglich des rezidivfreien Überlebens (Hazard Ratio 0,56; 95%-Konfidenzintervall 0,31–0,98). Dieser Überlebensvorteil wurde unabhängig davon, ob eine Adipositas vorlag oder nicht, beobachtet (Pierce et al. 2007b).

In der *Life after Cancer Epidemiology Study* (LACE-Studie) wurde bei 2236 Frauen nach Brustkrebs bei einem konstant **erhöhten Konsum von Obst und Gemüse** (p = 0,008) in Kombination mit **mehr Bewegung** (p = 0,034) ein günstigeres Gesamtüberleben nachgewiesen (Kwan et al. 2011).

Ein prognostischer Marker, der einen Zusammenhang mit »gesundem« Ernährungsverhalten durch einen hohen Anteil an Obst und Gemüse bei geringem Fettkonsum aufweist, ist die **C-Peptid-Konzentration** im Serum im nüchternen Zustand. In der prospektiven HEAL-Studie (*Health Eating Activity and Lifestyle Study*) wurden 604 Frauen 3 Jahre nach Brustkrebs nachuntersucht. Frauen mit niedrigen C-Peptid-Konzentrationen wiesen sowohl eine um 31% verminderte Gesamtmortalität (p = 0,013) als auch eine um 35% reduzierte brustkrebsspezifische Mortalität auf (p = 0,048) (Irwin et al. 2011).

Ernährung/Alkohol und Brustkrebs

Alkohol ist entsprechend der Stellungnahme der *International Agency for Research on Cancer* (IARC) in Lyon ein entscheidender Risikofaktor für die Entstehung von Krebs der Mundhöhle, des Rachens, der Speiseröhre, des Kehlkopfs, der Leber, des Pankreas, des Kolorektum sowie der Brust (Boffetta et al. 2006). Unter den alkoholassoziierten Krebsarten der Frau macht Brustkrebs mit 60% den Hauptanteil aus (Boffetta et al. 2006; Allen et al. 2009).

Alkohol und Brustkrebsrisiko

Alkoholkonsum weist im Vergleich zu fehlendem Alkoholkonsum entsprechend einer Auswertung von 53 epidemiologischen Studien mit insgesamt 58.515 Frauen nach Brustkrebs und 95.067 Frauen ohne Erkrankung ein **relatives Brustkrebs-**

risiko von 1,32 auf (95%-Konfidenzintervall 1,19–1,45; p < 0,00001). Das Risiko, an Brustkrebs zu erkranken, nimmt pro zusätzlich aufgenommenen 10 g Alkohol pro Tag um jeweils 7,1% zu (95%-Konfidenzintervall 5,5–8,7; p < 0,00001) (Hamajima et al. 2002).

Geringer Alkoholkonsum < 10 g/Tag scheint das Risiko für Brustkrebs nicht zu erhöhen (Flatt et al. 2010). Eine gepoolte Analyse von 6 prospektiven Kohortenstudien in Kanada, den Niederlanden, Schweden und den USA schloss 322.647 Frauen ein. Alle Teilnehmerinnen wurden mittels Ernährungsfragebogen auch zu ihrem Alkoholkonsum befragt. Der Beobachtungszeitraum betrug bis zu 11 Jahre. Die Brustkrebsinzidenz stieg linear mit dem Grad des Alkoholkonsums an. Pro konsumierten 19 g Alkohol pro Tag, was etwa einem kleinen alkoholischen Getränk wie 1/8 l Wein entspricht, zeigte sich ein Anstieg des Brustkrebsrisikos um 9% (95%-Konfidenzintervall 1,04–1,13) (Smith-Warner et al. 1998). Alkohol erhöht nur das Risiko für **hormonsensitiven Brustkrebs** (Falk 2012).

Die Erhöhung des Brustkrebsrisikos durch Alkoholkonsum könnte mit der Steigerung von **Hormonkonzentrationen** im weiblichen Organismus zusammenhängen. So wurden bei 51 postmenopausalen gesunden Frauen, die keine Hormonersatztherapie erhielten, nach Konsum zwischen 15 g und 30 g Alkohol pro Tag im Vergleich zu einem alkoholfreien Plazebo-Getränk um 7,5% erhöhte Konzentrationen von Östronsulfat, um 10,7% erhöhte Konzentrationen von Testosteron und um 5,1% erhöhte Serumspiegel von Dehydroepiandrosteronsulfat beobachtet (Dorgan et al. 2001).

Auch wurde ein Zusammenhang zwischen Alkoholkonsum von > 5 g/Tag in Kombination mit **Rauchen** und einem erhöhten Brustkrebsrisiko bei postmenopausalen Frauen nachgewiesen. Dabei war das Risiko für Frauen, die aktuell Nikotin konsumierten (relatives Risiko 1,29), höher als bei Frauen, die in der Vergangenheit geraucht hatten (relatives Risiko 1,19) (Nyanate et al. 2012).

Alkohol und die Prognose von Frauen nach Brustkrebs

In der LACE-Studie wurden 1897 Frauen mit Brustkrebs über einen Zeitraum von 7,4 Jahren nachbeobachtet. Bei 51% dieser Frauen bestand ein Konsum von > 0,5 g Alkohol pro Tag. Die Mehrzahl der Frauen trank **Wein** (89%). Frauen, die ≥ **6 g Alkohol pro Tag** konsumierten, wiesen gegenüber Frauen, die keinen Alkohol zu sich nahmen, ein erhöhtes Rezidivrisiko auf (Hazard Ratio 1,35; 95%-Konfidenzintervall 1,0–1,83). Auch die brustkrebsspezifische Todesrate war deutlich erhöht (Hazard Ratio 1,51; 95%-Konfidenzintervall 1,0–2,29).

Frauen, die ≥ **2 Gläser Wein pro Woche** zu sich genommen hatten, wiesen ein um 33% erhöhtes Rezidivrisiko auf. Parallel dazu erhöhte sich für diese Gruppe von Frauen auch das brustkrebsspezifische Sterberisiko um 37% (Kwan et al. 2010).

Eine weitere Studie in einem Krankenhaus in Washington bei 125 afroamerikanischen postmenopausalen Frauen nach Brustkrebs kam zu dem Ergebnis, dass bereits **ein alkoholisches Getränk pro Woche** das Brustkrebsmortalitätsrisiko um das 2,7-Fache anhebt (95%-Konfidenzintervall 1,3–5,8; McDonald et al. 2002).

Alkoholkonsum und Entwicklung von kontralateralem Brustkrebs

In einer Fall-Kontroll-Studie wurden 365 Frauen nach Hormonrezeptor-positivem Brustkrebs und 726 Kontrollprobandinnen nachbeobachtet (*matched pair analysis*). Kontralateraler Brustkrebs war bei Frauen, die ≥ **7 alkoholische Getränke pro Woche** konsumierten, signifikant erhöht (Odds Ratio 1,9; 95%-Konfidenzintervall 1,1–3,2). Frauen, die nach Brustkrebs zusätzlich zum o. g. Alkoholkonsum auch einen aktuellen **Nikotin-Abusus** aufwiesen, wiesen ein 7,2-fach erhöhtes Risiko auf, kontralateralen Brustkrebs zu entwickeln (95%-Konfindenzintervall 1,9–26,5; Li et al. 2009).

Ernährung/Nahrungsergänzungsmittel und Brustkrebs

Es ist Faktum, dass – unabhängig von gesundheitlichen Beschwerdebildern – immer mehr Menschen zu Nahrungsmittelergänzungen greifen. In den USA nehmen bereits 50% der Erwachsenen diätetische Ergänzungen und 33% Kombinationen von Vitaminen und Multimineralstoffen zu sich (Velicer u. Ulrich 2008).

Es existieren viele Studien, die eine inverse Relation zwischen dem **Vitamin-D-Spiegel** im Serum und dem Auftreten von Brustkrebs nachgewiesen haben. Außerdem wird die langzeitige Einnahme von Vitamin D insbesondere Frauen während und nach Brustkrebstherapie mit Antihormonpräparaten (Aromatasehemmern) empfohlen, um ihre Knochengesundheit zu erhalten (Hines et al. 2010).

Die Einnahme komplementärmedizinischer Substanzen ist insbesondere für Frauen nach Krebs und hier besonders für Frauen nach Brustkrebs ein Thema. Bis zu 68% der ärztlichen Betreuer wissen nichts von der Einnahme von **Multivitamin- oder Multimineralpräparaten** ihrer Krebspatienten (Velicer u. Ulrich 2008). Neben Vitaminen und Mineralstoffen werden von Frauen nach Brustkrebs bevorzugt **Omega-3-Fettsäuren** in Form von Fischölkapseln und **Phytoöstrogene** aus Soja- und Rotkleepräparaten eingenommen (Velentzis et al. 2011). Die Einnahme von Nahrungsergänzungsmitteln wird hauptsächlich von Freunden und Familienmitgliedern empfohlen (Saibul et al. 2012).

In einer Metaanalyse wurde gezeigt, dass zwischen 1970 und 1980 noch ca. 25% der Krebspatienten komplementärmedizinische Maßnahmen anwandten, während dies zwischen 1990 und 2000 bei mehr als 32% und nach 2000 bei ca. 49% der Fall war (Horneber et al. 2012). In einer Übersicht wurde der Prozentsatz der Einnahme von Multivitaminpräparaten und Mineralstoffen sogar mit bis zu 81% angegeben. Dies gilt besonders für Langzeitüberlebende (Velicer u. Ulrich 2008).

Klinische Studiendaten zur Anwendung von Nahrungsergänzungsmitteln sind nur in geringer Zahl vorhanden. In der *Black Women's Health Study* wendeten

68% der 998 Frauen nach Brustkrebs **Kräuter** oder **Multivitaminpräparate** oder beides an. In der multivariaten Analyse zeigte sich bei Konsumentinnen von 1–3 alkoholischen Getränken pro Woche (Odds Ratio 1,86; 95%-Konfidenzintervall 1,28–2,68) und bei verheirateten Frauen (Odds Ratio 1,58; 95%-Konfidenzintervall 1,04–2,41) eine höhere Einnahmerate von Kräutern und Multivitaminpräparaten. Die Gruppe der Frauen, die signifikant weniger Nahrungsergänzungsmittel anwendeten, waren Übergewichtige (Odds Ratio 0,66; 95% Konfidenzintervall 0,46–0,94) und Raucherinnen (Odds Ratio 0,53; 95%-Konfidenzintervall 0,34–0,82) (Bright-Gbebry et al. 2011).

Eine weitere Studie mit 753 Langzeitüberlebenden nach Krebs wies bei 74% der Frauen verschiedenste Supplementierungen nach. Von diesen waren 60% Multivitaminpräparate, 37% Kalzium bzw. Vitamin D und 30% Antioxidanzien. **Über 70 Jahre alte Langzeitüberlebende** (Odds Ratio 1,70) und **Frauen** (Odds Ratio 1,49) wendeten bevorzugt Nahrungsergänzungsmittel an. Ein **höherer Bildungsgrad** war mit einer erhöhten Einnahmefrequenz von Nahrungsergänzungsmitteln assoziiert (Odds Ratio 2,18). Im Gegensatz dazu war der Gebrauch von Supplementierungen bei Rauchern (Odds Ratio 0,40) und Personen, die einen höheren Fleisch-bzw. Bohnenkonsum aufwiesen (Odds Ratio 0,81), geringer (Miller et al. 2008).

Fatigue ist eine häufige und meist lang anhaltende gesundheitliche Einschränkung bei Frauen nach Brustkrebs. Die *Health, Eating, Activity, and Lifestyle Study* (HEAL-Studie) hat bei 633 Frauen mit Brustkrebs auf einen möglichen inversen Zusammenhang zwischen dem Konsum von **Omega-3-Fettsäuren** und Fatigue hingewiesen (Alano et al. 2012).

Nahrungsergänzungsmittel und Auftreten von Krebserkrankungen

In einer randomisierten Studie von 2501 Personen, die zwischen 45 und 80 Jahre alt waren und eine signifikante **kardiovaskuläre Erkrankung** aufwiesen, wurde der Effekt der Gabe von Vitamin B und Omega-3-Fettsäuren über 5 Jahre untersucht. Die Krebsmortalität war im Trend, aber **nicht signifikant erhöht** (Hazard Ratio 1,15 bzw. 1,17). Während Männer bezüglich der Supplementierung mit Omega-3-Fettsäuren kein erhöhtes Krebsrisiko aufwiesen, war bei **Frauen** das Gegenteil der Fall. Es zeigte sich ein **deutlich erhöhtes Krebsrisiko** (Hazard Ratio 3,02) (Andreeva et al. 2012).

Nahrungsergänzungsmittel und Prognose nach Brustkrebs

Eine begleitende Analyse der *Life after Cancer Epidemiology Study* (LACE-Studie) hat einen Trend zu erniedrigtem Rezidivrisiko bei Frauen, die nach Brustkrebs mindestens 3-mal pro Woche Multivitaminpräparate eingenommen hatten, beobachtet (p = 0,07; nicht signifikant). Das Überleben war in der Gruppe mit Multivitaminpräparaten **verbessert** (p = 0,04). Dieser Effekt wurde vorwiegend bei Frauen, die eine Radiotherapie erhalten hatten, beobachtet (Greenlee et al. 2010).

Multivitaminpräparate wiesen bei einer weiteren Arbeit an 3081 Frauen nach Brustkrebs und einer Beobachtungsdauer von 9 Jahren **keinen Einfluss** auf das Gesamtüberleben auf (Saquib et al. 2011).

Ein **divergierender Effekt** durch die Gabe von **Antioxidanzien** wurde in der *Life After Cancer Epidemiology Study* (LACE-Studie) bei 2264 Frauen nach frühem Brustkrebs festgestellt. Die häufige Einnahme von **Vitamin-C- und -E**-Präparaten war mit einem **erniedrigten Rezidivrisiko** verbunden (Hazard Ratio 0,73 bzw. 0,71). Vitamin-E-Supplementierung war mit einer **verminderten Gesamtmortalität** assoziiert (Hazard Ratio 0,76). Im Gegensatz dazu bewirkte die **häufige Einnahme der Kombination von Karotinoiden** ein **erhöhte brustkrebsspezifische Mortalität** (Hazard Ratio 2,07) und **Gesamtmortalität** (Hazard Ratio 1,75) (Greenlee et al. 2012).

In einer anderen Arbeit wurde nachgewiesen, dass eine hohe Zufuhr von **Vitamin A und C, Niacin, Selen, Coenzym Q10 und Zink** nach der Behandlung von Brustkrebs die **Prognose deutlich verschlechtern** kann (Lesperance et al. 2002).

Ein erhöhter Konsum von **Omega-3-Fettsäuren** in Form von Meeresfischen war in einer Studie von 3081 Frauen nach Brustkrebs mit einer Nachbeobachtungsphase von 7,3 Jahren mit einer **reduzierten Rate von kontralateralem Brustkrebs** assoziiert (> 26% Reduktion in der 2. und 3. Tertile). Auch auf die **Gesamtmortalität** wirkte sich der Fischkonsum dosisabhängig günstig aus (Hazard Ratio 0,75–0,59) (Patterson et al. 2011).

4.4.4 Körperliche Bewegung und Krebs

Die gesundheitlichen Vorteile von körperlicher Betätigung sind allgemein etabliert. Eine Datenauswertung von 416.175 Personen in Taiwan, die zwischen 1996 und 2008 an einem Screening-Programm teilnahmen, hat gezeigt, dass bereits **leichtes Training während 15 Minuten pro Tag** die Todesfälle jeglicher Ursache um **14% reduzieren** und die Lebenserwartung damit um 3 Jahre erhöhen kann. Diese Effekte zeigten sich geschlechtsunabhängig in allen Altersgruppen (Wen et al. 2011). Ein guter kardiorespiratorischer Zustand ist entsprechend einer Metaanalyse von über 70.000 Krebspatienten mit einem signifikant verbesserten krebsspezifischen Überleben assoziiert. Dies gilt unabhängig davon, ob Adipositas vorliegt oder nicht (Schmid u. Leitzmann 2014). Diese wissenschaftliche Datenlage zur Verbesserung der Lebenserwartung durch körperliche Aktivität ist ein Indiz dafür, dass sich Bewegung auch nach Krebs potenziell protektiv auf die Gesundheit auswirken könnte. Positive und negative Effekte körperlicher Bewegung nach Brustkrebs sind in den folgenden Übersichten sowie in ◘ Tab. 4.4 gegenübergestellt (Zusammenstellung nach Irwin 2009a).

4

◘ **Tab. 4.4** Nebeneffekte von körperlicher Bewegung bei Frauen nach Brustkrebs (nach Angaben aus Irwin 2009a)

Ungünstige Nebeneffekte, durch die Behandlung von Krebs verursacht		Vorteile von gesteigerter körperlicher Aktivität nach Krebs	
Fatigue	↑	Nebenwirkungen (u. a. Fatigue)	↓
		Nebenwirkungen von Operation und Krebsbehandlung	↓
Depression, Angstzustände	↑	Depression, Angstzustände	↓
Lebensqualität	↓	Lebensqualität	↑
Gewichtszunahme	↑	Gewichtsmanagement	↑
Kardiovaskuläres Erkrankungsrisiko und Kardiotoxizität	↑	Kardiovaskuläres Erkrankungsrisiko und Kardiotoxizität	↓
Knochenverlust/Osteoporose/Frakturen	↑	Knochenverlust/Frakturen	↓
Körperliche Aktivität	↓	Rate erfolgreicher Abschlüsse geplanter Chemotherapien	↑
		Gesamtüberleben und krebsspezifisches Überleben	↑
		Rezidivrisiko, Risiko anderer neuer Krebserkrankungen	↓
		Biologische Marker wie Body Mass Index, *insulin-like growth factor I* und Sexualhormone	↓

Strategien zu gesteigerter körperlicher Aktivität nach Krebs

- Klinische Studien beweisen Verbesserung des Überlebens und von biologischen Markern
- Körperliche Aktivität ist in den internationalen Empfehlungen der Krebsbehandlung enthalten
  - ↑ Möglichkeiten/Ressourcen für körperliche Aktivität
  - ↑ Wissen der ärztlichen Betreuer über den Nutzen von körperlicher Aktivität nach Krebs

- ↑ Ärztlich induzierte Diskussion über körperliche Bewegung und konkrete Empfehlung dafür
- ↑ Beratung hinsichtlich körperlicher Aktivität existiert in den USA als Versicherungsleistung
- ↑ Anzahl von zertifizierten professionellen Trainern
- ↑ Individuelle Trainingsprogramme (zu Beginn, für zu Hause oder unter Aufsicht, Gruppenprogramme oder Einzeltraining, Post-, Telefon-, oder Internet-begleiteter Zugang), Schrittzähler steigern die körperlichen Aktivitätsstufen

Potenzielle Argumente gegen vermehrte körperliche Aktivität
- Körperliche Aktivität ist kein Teil der Krebsbehandlung
- Nicht ausreichende klinische Studiendaten zu körperlicher Aktivität und Überleben
- Niedrige Priorität für Ärzte, körperliche Aktivität zu verordnen
- In der Gesundheitspolitik ist körperliche Aktivität nicht prioritär
- Unsicherheit von Patienten, ob körperliche Aktivität das Überleben tatsächlich verbessert

Arten der körperlichen Betätigung

Eine **Metaanalyse** zum Langzeitüberleben aus dem Jahr 2012 hat 34 randomisierte kontrollierte Studien, von denen sich 22 (65%) mit Brustkrebs beschäftigten, analysiert (Fong et al. 2012). 22 Studien in dieser Metaanalyse haben sich mit den Bewegungsarten **Aerobic und Krafttraining** auseinandergesetzt (◘ Tab. 4.5). Die mediane Dauer der sportlichen Intervention betrug 13 Wochen (Spannweite 3–60 Wochen). In die Kontrollgruppen wurden Patientinnen eingeschlossen, die entweder kaum oder gar keinen Sport ausgeübt hatten. Mit körperlicher Bewegung war eine signifikante **Reduktion des Body Mass Index** (BMI) sowie eine **Verbesserung der Sauerstoffaufnahme**fähigkeit verbunden. Ebenso kam es zur besseren **körperlichen Leistungsfähigkeit**, dem besseren Absolvieren einer **Kurzdistanz im Gehen** (◘ Tab. 4.6) und mehr Kraft in der »**Arbeitshand**« (Fong et al. 2012).

In einer randomisierten Studie an 35 Überlebenden nach Brustkrebs wurden die Auswirkungen eines 12-wöchigen **Tanz- und Bewegungsprogramms** untersucht. Ein Crossover wurde durchgeführt. Es verbesserten sich die **Lebensqualität**, das **Körperbild** sowie die Fähigkeit zur **Mobilität der Arm- bzw. Schulterregion** signifikant (Sandel et al. 2005).

◼ Tab. 4.5 Überblick über die verschiedenen Bewegungsinterventionen bei Frauen nach Brustkrebs und Abschluss der Primärbehandlung (Fong et al. 2012)

Art der Intervention	Dauer der Intervention in Wochen (Spannweite)	Minuten pro Interventionseinheit (Spannweite)	Frequenz der Intervention/Woche
Aerobic	3–40	10–90	1–7
Krafttraining	24–52	60–90	2–3
Yoga/Dehnungsübungen	7	75	Nicht angegeben
Ausdauer/Krafttraining	60	30 (Stärke 15)	7 (Stärke 3)

◼ Tab. 4.6 Beziehung zwischen körperlicher Aktivität und der Fähigkeit von Krebspatientinnen, nach Abschluss der Primärbehandlung eine Distanz innerhalb von 6 Minuten zurückzulegen (Fong et al. 2012)

Autoren	Anzahl der Patientinnen	Unterschied in Metern	95%-Konfidenzintervall
Basen-Engquist et al. (2006)	51	+30	10 bis 49
Yuen u. Sword (2007)	15	+15	76 bis 106
Yuen u. Sword (2007)	14	−22	−95 bis 50
Kaltsatou et al. (2011)	27	+80	21 bis 140
LaStayo et al. (2011)	40	+13	−63 bis 90

Schon **6 Monate andauernde Aerobic-Übungen** bei ansonsten körperlich inaktiven Frauen nach Brustkrebs können relevante Gesundheitsparameter verändern. Eine randomisierte Studie von Irwin et al. hat ein teilweise supervidiertes Aerobic-Programm während 150 Minuten pro Woche im Gegensatz zu einem nichtsportlichen Programm in der Kontrollgruppe untersucht. Nach 6 Monaten

□ Tab. 4.7 Beziehung zwischen körperlicher Aktivität und dem Auftreten einer Fatigue-Symptomatik bei Brustkrebspatientinnen nach Abschluss der Primärbehandlung (Fong et al. 2012)

Autoren	Anzahl der Patientinnen	Unterschied bei der Piper-Fatigue-Skala nach Intervention	95%-Konfidenzintervall
Yuen u. Sword (2007)	15	–0,3	–2,0 bis 1,5
Yuen u. Sword (2007)	14	–1,4	–3,2 bis 0,5
Daley et al. (2007)	72	–1,1	–2,4 bis 0,1

wurde in der Interventionsgruppe eine entscheidende Reduktion von **Körperfett** (p = 0,0022) und eine Zunahme der **Muskelmasse** (p = 0,047) beobachtet (Irwin et al. 2009a).

Körperliche Aktivität und Fatigue während der Brustkrebs-Therapie

Fatigue-Symptome während (adjuvanter) Chemotherapie sind häufig. Eine randomisierte Studie bei 237 Patientinnen mit Brustkrebs hat den Nutzen von sportlicher Aktivität und Kraftübungen während der Chemotherapiephase gegenüber normaler Aktivität nachweisen können. Generelle und physische Fatigue-Symptomatik konnten signifikant reduziert werden (May 2014). Zu ähnlichen Ergebnissen kamen auch Steindorf et al. bei der Anwendung von Krafttraining während der Radiotherapiephase. Fatigue und Lebensqualität konnten signifikant günstig beeinflusst werden (Steindorf et al. 2014).

Körperliche Aktivität und Fatigue bei Brustkrebs

Die Fatigue-Symptomatik stellt eine massive Einschränkung im Alltagsleben von Frauen u. a. nach einer Brustkrebserkrankung dar. Die vorliegende Metaanalyse hat eine leichte, aber dennoch **signifikante Reduktion** von Fatigue durch körperliche Aktivität nachgewiesen (□ Tab. 4.7, Fong et al. 2012).

Körperliche Aktivität und Depression

Körperliche Betätigung ist auf der Basis mehrerer Studien in der Lage, den Depressions-Score **signifikant zu verbessern** (□ Tab. 4.8; Daley et al. 2007; Fong et al. 2012; Kaltsatou et al. 2011; Segar et al. 1998).

◘ **Tab. 4.8** Beziehung zwischen körperlicher Aktivität und dem Auftreten einer Depression bei Brustkrebspatientinnen nach Abschluss der Primärbehandlung

Autoren	Anzahl der Patientinnen	Unterschied beim Beck-Depressions-Inventar nach Intervention	95%-Konfidenzintervall
Segar et al. (1998)	24	−4,5	−6,2 bis −2,8
Daley et al. (2007)	72	−6,0	−10,2 bis −1,18
Kaltsatou et al. (2011)	27	−5,8	−6,5 bis −1,8

◘ **Tab. 4.9** Ergebnisse aus randomisierten Studien zum Effekt von körperlicher Bewegung auf die Serumkonzentration von *insulin-like growth factor I* bei Frauen nach Brustkrebs

Autoren	Anzahl der Patientinnen	Unterschied in ng/ml	95%-Konfidenzintervall
Fairey et al. (2003)	53	−10,1	−23,2 bis −3,0
Schmitz et al. (2005)	79	−9,1	−40,9 bis −22,7
Irwin et al. (2009b)	68	−36,6	−78,9 bis −5,7
Janelsins et al. (2011)	19	−10,7	−61,3 bis −40,0
Schätzung des Randomisationseffekts in der Gesamtgruppe	–	−11,9	−23,3 bis −0,5

Körperliche Aktivität und Biomarker im Serum

Die Metaanalyse von Fong et al. (2012) (s. oben) hat auch ergeben, dass körperliche Aktivität mit **Verbesserungen der Konzentrationen des** *insulin-like growth factor I* im Serum in Verbindung steht. Insgesamt haben 4 Studien diese Assoziation bestätigt (◘ Tab. 4.9). Neben *insulin-like growth factor I* werden durch kontinuierliche körperliche Betätigung auch andere Laborparameter günstig beeinflusst (◘ Tab. 4.10; Fong et al. 2012).

■ **Tab. 4.10** Gepoolter Effekt von körperlicher Aktivität auf *insulin-like growth factor* I, Insulin, Glukose und verschiedene Fettparameter bei Krebspatienten nach Abschluss der Behandlung (Fong et al. 2012)

Parameter	Gepoolter Schätzungs-wert (95%-Konfidenz-intervall)	Signifikanztestung; p-Wert
Physiologische Parameter		
Insulin-like growth factor I (ng/ml)	−12,0 (−23 bis −0,5)	0,04
Insulin (pmol/l)	0,72 (−12,0 bis 13,5)	0,91
Glukose (mmol/l)	−0,04 (−0,32 bis 0,24)	0,77
Homöostaseparameter	−0,08 (−0,5 bis 0,34)	0,71
Körperzusammensetzung		
Körperfett (%)	−0,8 (−1,7 bis 0,02)	0,06
Körperfett (kg)	−1,5 (−3,3 bis 0,3)	0,1
Taillenumfang	−0,7 (−4,2 bis 2,8)	0,69
Taille-Hüft-Verhältnis	−0,1 (−0,04 bis 0,02)	0,59
Muskelmasse (kg)	0,6 (−0,5 bis 1,7)	0,26
Körpergewicht (kg)	−1,1 (−1,6 bis −0,6)	< 0,01

Körperliche Aktivität und Prognose nach Krebs

Körperliche Aktivität kann das Überleben von Personen nach Krebs und insbesondere auch nach Brustkrebs positiv beeinflussen. Zur Objektivierung von körperlicher Aktivität wird in der internationalen Literatur meist die Einheit für Energieverbrauch als **MET** (metabolisches Äquivalent, *metabolic equivalent task*) angegeben. Ein MET entspricht dem Energieverbrauch von 50 kcal/h/m² Kör-

◘ Tab. 4.11 Metabolisches Äquivalent (MET) als Einheitsangabe für den Energieverbrauch bei körperlicher Aktivität (*www.nationalcancerinstitute.gov*)

Art der körperlichen Aktivität	MET-Einheiten
Spazieren gehen	3
Golfspielen	3
Hausarbeit	3,5
Gymnastik	4
Tischtennis	4
Walking 5 km/h	4
Gartenarbeit	4,5
Schwimmen: langsam	4,5
Tennis	5
Fahrradfahren	6
Schifahren	7
Tanzen (intensiv)	7
Jogging	7

peroberfläche. ◘ Tab. 4.11 gibt Richtwerte für MET-Einheiten im Alltag an (*www. nationalcancerinstitute.gov*).

Wenn körperliche Aktivität mit **3–9 MET pro Woche** betrieben wurde, konnte eine relative Reduktion der brustkrebsspezifischen Mortalität um 50% sowie eine absolute Reduktion um 6% nachgewiesen werden (Holmes et al. 2005).

Ähnliche Ergebnisse wurden von Irwin und Mitarbeitern publiziert. 933 Frauen unterzogen sich nach Brustkrebs im Ausmaß von mindestens **9 MET pro Woche** körperlichem Training. Dies entspricht **2–3 Stunden forciertem Gehen pro Woche**. Die Mortalitätsrate war bei Frauen, die 2 Jahre nach Abschluss der Behandlung körperlich aktiv waren, um **33% reduziert**. Umgekehrt wiesen Frauen, deren körperliche Aktivität nach der Behandlung abnahm, ein 4-fach höheres Mortalitätsrisiko auf (Hazard Ratio 3,95; 95%-Konfidenzintervall 1,45–10,50) (Irwin et al. 2011).

Sternfeld et al. wiesen in ihrer *Life after Cancer Epidemiology Study* (LACE-Studie) bei 1970 Frauen nach Brustkrebs **keinen** protektiven Effekt regelmäßiger körperlicher Aktivität auf das **progressionsfreie oder brustkrebsspezifische Überleben** nach. Wohl aber zeigte sich ein **günstiger** Effekt auf das **Gesamtüberleben**, wenn alle Todesursachen eingeschlossen waren (Hazard Ratio 0,66; 95%-Konfidenzintervall 0,42–1,03; p = 0,04) (Sternfeld et al. 2009).

4.4.5 Lebensqualität nach Brustkrebs

Lebensqualität ——————————————————————

Lebensqualität ist etwas Subjektives und wird von Patientin zu Patientin unterschiedlich wahrgenommen. Die Definition der WHO lautet: »Lebensqualität ist die **subjektive Wahrnehmung einer Person** über ihre Stellung im Leben in Relation zur Kultur und den Wertsystemen, in denen sie lebt, und in Bezug auf ihre Ziele, Erwartungen, Standards und Anliegen.« (WHO 1986)

Lebensqualität ist multidimensional und umfasst mindestens die folgenden vier Dimensionen:
- körperliche Symptomatik,
- emotionales Befinden,
- Funktionsfähigkeit im Alltag,
- soziale Rollen in Bezug auf Beruf und Familie.

Als zusätzliches Kriterium wird die subjektive Befindlichkeit herangezogen.

Zur Erhebung der Lebensqualität liegen über 1000 Instrumente vor. Ein international häufig diskutiertes und auch angewandtes Messinstrument zur Erfassung der Selbsteinschätzung von Lebensqualität stellt der *SF 36 Health Survey* dar (Ware u. Sherbourne 1982). Zusätzlich ist bei Krebserkrankten der **standardisierte Fragenbogen QLQ-30 der EORTC** und der **brustkrebsspezifische Lebensqualitätsbogen EORTC QLQ-BR-23** etabliert. Mit 23 Faktoren werden Körperbild, Sexualität, Armsymptome, Brustsymptome, Nebenwirkungen der Therapie, Haarverlust und Skalen zur Zukunftsperspektive abgefragt, um die Besonderheiten der Lebensqualität von Patientinnen mit Brustkrebs zu erfassen. **Global** gesehen ist die Lebensqualität von Frauen nach Brustkrebs in der **aktiven Therapiephase signifikant höher** als bei Frauen mit Eierstockkrebs oder Gebärmutterhalskrebs (Greimel et al. 2002).

Studien zur Lebensqualität nach Brustkrebs

Lebensqualität ist insbesondere dann von Bedeutung, wenn Patientinnen eine gute Langzeitprognose aufweisen und nach primärer Bewältigung ihrer Krebserkrankung wieder in das **Alltagsleben zurückkehren** (wollen). In den Lebensqualitätsstudien wurden unterschiedliche Probleme, die in unmittelbarem oder mittelbarem Zusammenhang mit der Operation, der Veränderung der hormonellen Situation sowie der Auswirkung auf die Partnerschaft bis hin zum beruflichen Wiedereinstieg berücksichtigt.

Das Alter bei Diagnosestellung von Brustkrebs ist relevant (Cimprich et al. 2002). Ältere Frauen weisen häufiger physische Probleme auf, die ihre Lebensqualität beeinträchtigen, während bei jungen Frauen v. a. soziale Einschränkungen der Lebensqualität überwiegen.

◨ Tab. 4.12 gibt einen Überblick über einige wesentliche Studien zur Lebensqualität bei Langzeitüberlebenden nach Brustkrebs (Mols et al. 2005; Epplein et al. 2011).

Körperliche Aktivität und Lebensqualität

Die Lebensqualität von Frauen nach Brustkrebs wird entsprechend einer Erhebung mittels SF-36-Gesundheitsfragebogen (Ware et al. 2007) durch körperliche Aktivität signifikant **positiv** beeinflusst (Fong et al. 2012). Der größte Nutzen hinsichtlich Lebensqualität wurde bei der Kombination von **Aerobic und Krafttraining** festgestellt.

Nach regelmäßiger körperlicher Aktivität zeigte sowohl die mittels SF-36-Gesundheitsfragebogen erhobene mentale Gesundheit als auch die körperliche und soziale Funktionsfähigkeit eine deutliche Verbesserung (◨ Tab. 4.13, ◨ Tab. 4.14, ◨ Tab. 4.15).

Die **körperliche Funktionalität** wurde gesondert hinsichtlich körperlicher Aktivität in 2 weiteren Studien untersucht (◨ Tab. 4.14).

Im Bereich des **sozialen familiären Wohlbefindens** ergab sich **keine** Beeinflussung durch körperliche Aktivität (Basen-Engquist et al. 2006; Morey et al. 2009).

Eine **randomisierte Multicenterstudie** hat den Einfluss von körperlicher Betätigung und Entspannungsübungen auf Menopausensymptome, Körperbild, Sexualität, psychologisches Wohlbefinden sowie die gesundheitsbezogene Lebensqualität bei 422 Frauen nach Brustkrebs über einen Zeitraum von 6 Monaten untersucht. Verglichen mit der Kontrollgruppe führte eine **90-minütige Entspannungsübung pro Woche** in Kombination mit **körperlicher Aktivität** zur signifikanten **Reduktion von Hitzewallungen** (p < 0,001), **Harnverlust/Harndrangsymptomen** (p = 0,002), zu einer Verbesserung der **körperlichen Funktionsfähigkeit** (p = 0,002) und einer Verbesserung der **Sexualität** (p = 0,027) (Duijits et al. 2012).

Lebensqualität nach Mastektomie, brusterhaltender Therapie, Einfluss auf das Selbstbild der Frau

In der Studie von Weitzner et al. wurde die Lebensqualität von Langzeitüberlebenden nach Brustkrebs der von Frauen mit niedrigem Brustkrebsrisiko in einem Mammographie-Screening-Programm gegenübergestellt. Es zeigte sich bei den Brustkrebspatientinnen **nach Mastektomie eine schlechtere Funktionsfähigkeit im Alltag** (Weitzner et al. 1997).

Eine weitere Studie hat die Lebensqualität und das Selbstbild der Frau und ihre Zufriedenheit mit dem operativen kosmetischen Ergebnis in Bezug gesetzt. Das mittlere Intervall zwischen Diagnose und Untersuchungszeitpunkt betrug

□ Tab. 4.12 Überblick über eine Auswahl wesentlicher Studien zur Lebensqualität (LQ) bei Langzeitüberlebenden nach Brustkrebs

Autoren	Teilnehmerinnen	Durch-schnitt-liches Alter (Jahre)	Zeitraum nach Diagnose-stellung (Jahre)	Instrument zur Erhebung der Lebensqualität	Ergebnisse
Weitzner et al. (1997)	Ü: 60 K: 93	53.8	> 5	Ferrans and powers QoL Index	Verminderte LQ der Überlebenden
Dorval et al. (1998)	Ü: 124 K: 262	60–69	Durchschnitt-lich 8.8	Verschiedene Fragebögen	Vergleichbare LQ von Überlebenden und Kontrollen Jedoch bei Überlebenden mehr Probleme bei der Sexualität und durch Lymphödem
Ferrell et al. (1998)	Ü: 298	58	8,33	QoL Brustkrebs-Version	Bessere LQ bei Überlebenden > 60 Jahre gegenüber jüngeren Frauen
Ashing-Giwa et al. (1999)	Ü: 117 Afroameri-kanerinnen und Ü: 161 weiße Amerikanerinnen	63,6	7	Rand-SF-36 CARES Ladder of life	Kein Unterschiede in der LQ, gute gesundheitsbezogene LQ

◻ Tab. 4.12 (Fortsetzung)

Autoren	Teilnehmerinnen	Durch-schnitt-liches Alter (Jahre)	Zeitraum nach Diagnose-stellung (Jahre)	Instrument zur Erhebung der Lebensqualität	Ergebnisse
Ganz et al. (2002)	Ü: 763	55,6	6,3	Rand-SF-36 CARES Ladder of life	Hohes Niveau der Funktionen und der LQ. Niedrigere LQ bei Frauen nach Chemo-therapie (körperliche Funktionalität, p = 0,003; körperliche Rollenfunktion, p = 0,02; körperliche Schmerzen, p = 0,01; soziale Funktion, p = 0,02; generelle Gesundheit, p = 0,03)
Tomich u. Helgeson (2002)	Ü: 164 K: 164	54,4	5,5	MOS-SF 36	Kein Unterschied in der LQ
Amir u. Ramati (2002)	Ü: 39 K: 39	50,4	> 5	WHO-QOL-Bref	Schlechtere LQ der Überlebenden
Cimprich et al. (2002)	Ü: 105	65,5	11,5	QoL-CS	Höhere LQ bei höherem Alter zum Zeit-punkt der Diagnosestellung und län-gerem Intervall ab Diagnosestellung
Kornblith et al. (2003)	Ü: 153	65	18	EORTC-QLQ C30	Nach 20 Jahren LQ nicht beeinträchtigt

Autoren	Teilnehmerinnen	Durch-schnitt-liches Alter (Jahre)	Zeitraum nach Diagnose-stellung (Jahre)	Instrument zur Erhebung der Lebensqualität	Ergebnisse
Bloom et al. (2004)	Ü: 185	50	5	MOS-SF 36	LQ nach 5 Jahren besser als bei Diagnose-stellung
Epplein et al. (2011)	Ü: 1845	55	4,8	General Quality of Life Inventory-74	Korrelation von sozialem Wohlbefinden nach 1 Jahr mit günstiger Prognose

LG Lebensqualität, *Ü* Überlebende, *K* Kontrollen.

4

◘ Tab. 4.13 Beziehung zwischen körperlicher Aktivität und mentaler Gesundheit bei Krebspatientinnen nach Abschluss der Primärbehandlung

Autoren	Anzahl von Patientinnen	Verbesserung gemessen mittels SF-36	95%-Konfidenzintervall
Basen-Engquist et al. (2006)	51	+1,0	−5,3 bis 7,3
Morey et al. (2009)	641	+2,5	0,8 bis 4,3

◘ Tab. 4.14 Beziehung zwischen körperlicher Aktivität und körperlicher Funktionsfähigkeit bei Krebspatientinnen nach Abschluss der Primärbehandlung

Autoren	Anzahl von Patientinnen	Verbesserung gemessen mittels SF-36	95%-Konfidenzintervall
Basen-Engquist et al. (2006)	51	+5,1	−1,6 bis 11,8
Morey et al. (2009)	641	+2,7	0,2 bis 5,2

◘ Tab. 4.15 Beziehung zwischen körperlicher Aktivität und sozialer Funktionsfähigkeit bei Krebspatientinnen nach Abschluss der Primärbehandlung

Autoren	Anzahl von Patientinnen	Verbesserung gemessen mittels SF-36	95%-Konfidenzintervall
Basen-Engquist et al. (2006)	51	+0,3	−1,0 bis 9,7
Morey et al. (2009)	641	+3,8	0,6 bis 6,4

4,2 Jahre. Die primäre operative Behandlungsmethode (Mastektomie oder brusterhaltende Therapie) wies den **größten Einfluss** auf alle 4 Lebensqualitätsskalen auf. Frauen wiesen nach **brusterhaltender Therapie** im Vergleich zur Mastektomie-Gruppe ein signifikant besseres Körperbild auf (38% vs. 17%; $p < 0,01$). Auch die Zufriedenheit mit dem chirurgischen Ergebnis war in der Gruppe mit Brusterhalt deutlich höher (76% vs. 57%; $p < 0,01$). Radio- und Chemotherapie übten nur einen geringen negativen Einfluss auf die Lebensqualität aus. Allerdings wiesen Frauen nach brusterhaltender Therapie eine höhere Rate von Angst vor einem Rezidiv auf (64% vs. 55%, p = 0,04) (Härtl et al. 2003).

234 Überlebende nach Brustkrebs, wovon 112 ein Lymphödem aufwiesen, nahmen an der randomisierten *Physical Activity and Lymphedema Study* (**PAL-Studie**) teil. Die experimentelle Gruppe führte **2-mal pro Woche ein Krafttraining** der oberen Extremitäten durch. Gemessen wurde die 32 Komponenten umfassende *Body Image and Relationship Scale* (BIRS) zu Studienbeginn und nach einem Jahr. In der Interventionsgruppe wurde eine **signifikante Verbesserung des Körperbildes** gegenüber der Kontrollgruppe festgestellt (12% gegenüber nur 2% im Kontrollarm; p < 0,0001). Von der Intervention mit Krafttraining profitierten v. a. **Frauen nach dem 50. Lebensjahr** (p = 0,03). Das Krafttraining bewirkte positive Effekte auf **Selbstwertgefühl, Muskelstärke, Sexualität, Beziehungen** und **soziale Kontakte** (Speck et al. 2010). Ein bestehendes Lymphödem hatte keinen Einfluss auf die Ergebnisse.

Bei **Depression** und **Angstzuständen** von Frauen nach Brustkrebs hat eine Studie einen signifikant positiven Effekt von **10-wöchigem** körperlichem **Training** über **30–40 Minuten** an **4 Tagen pro Woche** nachgewiesen. Bezüglich des Selbstwertgefühls trat jedoch kein signifikanter Effekt auf (Segar et al. 1998).

Lebensqualität und Ethnizität

Obwohl einzelne Studien keinen Unterschied in der Lebensqualität zwischen weißen und Afroamerikanerinnen nach Brustkrebs nachgewiesen haben (Ashing-Giwa et al. 1999; ◘ Tab. 4.11), hat eine Übersichtsarbeit aus dem Jahr 2006 bei **Afroamerikanerinnen** im Durchschnitt eine signifikant **schlechtere Lebensqualität** festgestellt (Powe et al. 2006).

4.5 Sozioökonomische Veränderungen für Langzeitüberlebende nach Brustkrebs

Katharina Petru

Seit Jahrzehnten ist bekannt, dass zwischen **Gesundheit** und **niedrigem Bildungsgrad, niedrigem sozioökonomischem Status** und niedrigem Einkommen ein umgekehrt proportionales Verhältnis besteht (Aarts et al. 2012; Gordon et al. 1992). Hier wirken sich u. a. **Adipositas** und **nichtkaukasische Ethnizität** negativ auf die Gesundheit aus (Gordon et al. 1992). Es besteht ein Zusammenhang zwischen niedrigem Bildungsstand und niedrigem Einkommen mit höherer Brustkrebsinzidenz, negativem Hormonrezeptorstatus (Gordon 1995), höherem Tumorstadium und höherem Grading (Kaffashian et al. 2003), schlechterem progressionsfreiem und krebsspezifischem Überleben sowie Gesamtüberleben (Gordon et al. 1992; Merletti et al. 2011).

4.5.1 Berufstätigkeit und Arbeitslosigkeit bei Frauen nach Brustkrebs

Überlebende nach Krebs weisen eine **erhöhte Arbeitslosigkeit** gegenüber Personen ohne eine solche Vorerkrankung auf. Das relative Risiko beträgt 1,37 (95%-Konfidenzintervall 1,21–1,55). Dies gilt besonders für Überlebende nach **Brustkrebs, gastrointestinalen** sowie **gynäkologischen Malignomen.** In den USA ist das Risiko, nach einer Krebserkrankung arbeitslos zu werden bzw. es zu bleiben, um den Faktor 1,5 höher als in Europa (DeBoer et al. 2009).

Frauen nach **Brustkrebs** weisen im Vergleich zur gesunden Population eine um 40% höhere Rate an Arbeitslosigkeit auf (DeBoer al. 2009). Am *Memorial Sloan Kettering Cancer Center* in Los Angeles wurden 315 Frauen, die gegen Brustkrebs behandelt worden waren und **vor der Diagnosestellung ein niedriges Einkommen** aufwiesen, in eine Studie aufgenommen. Sie wurden nach ihrem Beschäftigungsverhältnis bis 5 Jahre nach der Brustkrebsbehandlung befragt. Das mediane Alter in der Studiengruppe lag bei 50 Jahren. Das mediane Haushaltseinkommen betrug < 40.000 US$/Jahr. **27% der Betroffenen waren langzeitarbeitslos.** Das bedeutete, dass sie nicht mehr an einen Arbeitsplatz zurückkehrten. Zum Zeitpunkt **nach 5 Jahren arbeiteten 53% der Frauen.** Die wichtigsten **Risikofaktoren für Langzeitarbeitslosigkeit** bei amerikanischen Frauen nach Brustkrebs waren ein **niedrigeres Haushaltseinkommen** (p = 0,003), **niedriger Bildungsstand, mehr Komorbiditäten** wie Übergewicht, Hypertonie und Diabetes (p = 0,006), ein **höheres Tumorstadium** (p = 0,001) sowie eine **Chemotherapie** (p = 0,008) (Blinder et al. 2011).

Krankenstände 5 Jahre nach Diagnosestellung von Krebs wurden auch in einem **norwegischen Register** systematisch untersucht. 3240 Kontrollprobanden wurden 2008 ehemals an Krebs erkrankten Personen zwischen 18 und 61 Jahren in einer *matched pair analysis* gegenübergestellt. **Drei Viertel** der Frauen nach Krebs waren im **1. Jahr** nach der Diagnosestellung im Krankenstand. Die Krankenstandsrate stabilisierte sich in den folgenden 4 Jahren langsam. 31% der weiblichen Personen begaben sich in dieser Zeit in einen Krankenstand. Die Krankenstandsrate war bei **alleinerziehenden Frauen** und **niedrigem Bildungsstand** höher. Dies galt auch für Frauen mit Zugehörigkeit zu **Gesundheits- und Sozialberufen** sowie solchen, die **bereits vor der Diagnosestellung längere Krankenstände** in Anspruch genommen hatten. Frauen nach **Brustkrebs** waren wie Frauen nach Rektumkarzinom und Lymphomen häufiger als solche mit anderen Krebsarten im Krankenstand (Trop et al. 2012a).

In **Norwegen** war die Berufstätigkeit von Frauen nach Krebs von initial 87% vor Diagnosestellung auf 69% 5 Jahre nach einer Tumorerkrankung abgesunken. Auch hier war ein **niedriger sozioökonomischer Status** der entscheidende Risikofaktor für die Arbeitslosigkeit nach 5 Jahren (Torp et al. 2012a).

In **Dänemark** wurden mithilfe des *Danish Cancer Registry* 170 Überlebende nach Brustkrebs 391 weiblichen Kontrollen bezüglich ihrer Arbeitsfähigkeit gegenübergestellt. Eine reduzierte Arbeitsfähigkeit war signifikant assoziiert mit **niedrigem Einkommen, Fatigue** und **geringer Unterstützung durch den Arbeitgeber** (Carlsen et al. 2013).

In einer weiteren **norwegischen** Studie (Torp et al. 2012c) wurde untersucht, in wie vielen Fällen bei Personen nach Krebs **Anpassungen des Arbeitsplatzes an die eingeschränkte Arbeitsfähigkeit** notwendig waren bzw. durchgeführt wurden. Dies war bei 26% der Betroffenen der Fall. Am häufigsten erfolgte eine **Reduktion der Wochenarbeitszeit**. Obwohl 31% der Überlebenden körperliche und 23% mentale Einschränkungen aufwiesen, waren mehr als 90% der Betroffenen in der Lage, ihre Arbeitsaufgaben gut zu erfüllen. **Selbstständige und Teilzeitarbeitende** wiesen eine **signifikant schlechtere Arbeitsleistungsfähigkeit** auf. Eine **positive psychosoziale Arbeitsumgebung** wirkte sich signifikant leistungssteigernd aus.

In einer weiteren Arbeit aus Norwegen wurde hervorgehoben, wie wichtig die **Begleitung** von **Langzeitüberlebenden** nach Krebs durch die **Vorgesetzten** am Arbeitsplatz ist (Torp et al. 2011d).

4.5.2 Soziale Kontakte und soziales Wohlbefinden nach Brustkrebs

Eine amerikanische **Metaanalyse** hat auf den Zusammenhang zwischen **sozialen Beziehungen** bzw. Integration und der **Reduktion von Mortalität** hingewiesen. Die Analyse umfasste 148 Studien mit 308.849 Teilnehmern. Das Überleben war deutlich verbessert, wenn **stärkere soziale Bindungen** vorhanden waren (Odds Ratio 1,50; 95%-Konfidenzintervall 1,42–1,59). Diese Beobachtung war von Alter, Geschlecht, aktuellem Gesundheitsstatus, Nachbeobachtungszeit und Todesursache unabhängig. **Einsamkeit** war in ihren Auswirkungen mit Alkoholabhängigkeit, Bewegungsmangel oder Rauchen vergleichbar. **Soziale Integration** wies einen stärkeren günstigen Effekt auf die Mortalität auf als die Anzahl der Personen, die mit den Betroffenen in einem Haushalt leben (Holt-Lunstad et al. 2010).

Vermehrte soziale Kontakte sind mit **geringerer Sterblichkeit durch Brustkrebs** verbunden. In der *Life after Cancer Epidemiology Study* (LACE-Studie) wurden 2264 Frauen nach frühem Brustkrebs bezüglich privater Partnerschaft bzw. Ehe, religiösen und sozialen Bindungen, freiwilliger ehrenamtlicher Tätigkeit, Aktivitäten in freundschaftlichen Beziehungen, Anzahl naher weiblicher Verwandter, sozialer Unterstützung und Krankenversicherungsstatus untersucht. Eine multivariate Cox-proportional-Hazard-Regressionsanalyse ergab für sozial isolierte Frauen eine **höhere Gesamtsterblichkeit** (Hazard Ratio 1,34; 95%-Konfidenzintervall 1,03–1,73). Was die **krebsspezifische** Mortalität angeht, wurde **kein** signifikanter Zusammenhang beobachtet. Wenn Frauen keine tiefere soziale Unterstützung durch Freunde und Familie unterhielten, wirkte sich der Mangel an **religiöser Bindung** zusätzlich negativ aus (Hazard Ratio 1,58; 95%-Konfidenzintervall 1,07–2,36; p = 0,02). Ähnlich ungünstig beeinflusste bei dieser Subgruppe von Frauen auch das Fehlen **ehrenamtlicher freiwilliger Tätigkeiten** die Gesamtmortalität (Hazard Ratio 1,78; 95%-Konfidenzintervall 1,15–2,77; p = 0,01) (Kroenke et al. 2013).

4.6   Ergebnisse der eigenen Befragung Langzeitüberlebender nach Brustkrebs: Welche Themenbereiche sind für die Gesundheit und das Wohlbefinden besonders relevant?

32 Frauen, deren Brustkrebsdiagnose mindestens 5 Jahre zurücklag, waren gebeten worden, pro angeführtem Thema die Ziffern 1 (für unwichtig) bis 10 (für sehr wichtig) schriftlich zu vergeben. Die erhobenen Daten wurden in den Altersgruppen < 50 Jahre und ≥ 50 Jahre ausgewertet. Sie sind in ◖ Tab. 4.16 dargestellt.

■ Tab. 4.16 Ergebnisse der Befragung von 32 Frauen, deren Brustkrebsdiagnose mindestens 5 Jahre zurücklag, zu Themenbereichen, die sie für ihre Gesundheit und ihr Wohlbefinden als besonders wichtig ansehen

Themenbereiche	Frauen ≤ 50 Jahre		Frauen ≥ 50 Jahre		Gesamtgruppe	
	n = 16		n = 16		n = 32	
	Median in Punkten[a] (Spannweite)					
Soziale Kontakte	9,1	(4–10)	8,1	(5–10)	8,6	(4–10)
Partnerschaft/Familie	8,6	(8–10)	8,9	(1–10)	8,7	(1–10)
Beruf/Beschäftigung/Finanzielles	6,9	(5–10)	6,8	(1–10)	6,9	(1–10)
Bildung/Reisen	5,6	(1–8)	7,0	(3–10) ($p < 0{,}05$)	6,4	(1–10)
Religion/Spiritualität	4,3	(1–8)	5,1	(1–10)	4,7	(1–10)
Rechtliche Fragen	5,0	(1–10)	4,4	(1–8)	4,7	(1–10)
Gedächtnisprobleme, Konzentrationsschwäche	5,4	(1–10)	7,8	(1–10) ($p < 0{,}05$)	6,6	(1–10)
Sportliche Aktivitäten/Bewegung	8,2	(4–10)	7,7	(1–10)	7,9	(1–10)
Gewichtsmanagement	6,5	(2–10)	8,0	(1–10) ($p < 0{,}05$)	7,3	(1–10)
Ernährung	9,6	(5–10)	8,8	(5–10)	9,2	(5–10)
Nahrungsergänzungsmittel	3,6	(1–9)	5,2	(1–10) ($p < 0{,}05$)	4,4	(1–10)

□ Tab. 4.16 (Fortsetzung)

Themenbereiche	Frauen ≤ 50 Jahre		Frauen ≥ 50 Jahre		Gesamtgruppe	
	n = 16		n = 16		n = 32	
	Median in Punkten[a] (Spannweite)					
Entspannungsübungen, Massage	6,6	(2–9)	7,3	(4–10)	7,0	(2–10)
Medizinische Fortbildung/Weiterbildung (familiäre Krebsbelastung etc.)	7,3	(1–10)	8,8	(5–10) (p < 0,05)	8,1	(1–10)
Sexualität, Kinderwunsch	5,7	(1–10)	4,7	(1–10)	5,2	(1–10)
Schmerztherapie	6,6	(1–10)	8,1	(1–10) (p < 0,05)	7,3	(1–10)
Lymphödem	5,1	(1–10)	6,8	(1–10) (p < 0,05)	6,0	(1–10)
Brustrekonstruktion	5,8	(1–10)	6,6	(1–10)	6,2	(1–10)
Hormonelle Ausfallerscheinungen (Wechseljahresbeschwerden)	5,7	(1–10)	7,3	(1–10) (p < 0,05)	6,5	(1–10)
Knochengesundheit	8,8	(1–10)	8,3	(1–10)	8,6	(1–10)
Psyche, Stimmungsschwankungen	7,5	(1–10)	8,8	(1–10) (p < 0,05)	8,2	(1–10)

[a] Von jeder Befragten wurden pro Themenbereich 1 (nicht wichtig) bis 10 (sehr wichtig) Punkte vergeben.

Fazit

- Eine Brustkrebserkrankung stellt häufig eine Zäsur im Leben dar, die viele Menschen anregt, ihr Leben aktiv zu verändern
- *Shared decision-making* steht im Mittelpunkt und bedeutet die aktive Einbeziehung der Betroffenen in die Ausgestaltung und Durchführung von Versorgungsprozessen:
  - Empowerment von Frauen nach Brustkrebs durch Gruppentreffen mit dem Ziel, das Selbstvertrauen von Frauen und deren Fähigkeit zum Selbst-Management wiederherzustellen bzw. zu fördern
  - Dazu gehören:
    - das Verstehen der Erkrankung (die Kognition)
    - das darauf aufbauende individuelle Gesundheitshandeln (Verhalten)
    - das gefühlsmäßige Verarbeiten (die Emotion)
  - Gemeinnützige Unterstützungsvereine für Krebspatientinnen, Interessensvertretungen und Selbsthilfegruppen können im Rahmen von deren Arbeit persönliche Gesundheitsressourcen von Frauen nach Brustkrebs in Form gemeinsamer Aktivitäten fördern
- Priorisierung von Gesundheitsmaßnahmen für Frauen nach Brustkrebs:
  - Optimierung des Ernährungsverhaltens mit Gewichtsmanagement
  - Konsequente körperliche Betätigung
  - Verantwortungsvoller Alkoholkonsum
  - Reduktion bzw. Beendigung des Nikotinkonsums
  - Kompetenter Umgang mit Nahrungsergänzungsmitteln
  - Stärkung sozialer Kontakte

Diskussion und Umsetzung von Lösungsansätzen im Alltag

Katharina Petru

E. Petru, C. Petru, *Langzeitüberleben nach Brustkrebs*,
DOI 10.1007/978-3-662-47004-6_5, © Springer-Verlag Berlin Heidelberg 2015

5.1   Gesundheitskompetenz und selbstbefähigter Umgang mit der eigenen Gesundheit nach Brustkrebs

Beispielhaft für andere europäische Länder wurden 2012 vom österreichischen Gesundheitsministerium für die kommenden 20 Jahre Rahmengesundheitsziele vorgegeben, von denen eines lautet: »*Gesundheitskompetenz der Bevölkerung stärken*« (Weilguni 2012). Die aktuelle Entwicklung stellt jedoch eine Gegenposition zu einer historisch gewachsenen, hierarchischen medizinischen Versorgung dar. Traditionell ordnen die medizinischen Betreuer diverse Abklärungen und Behandlungen an. Die »kranke« Person führt als Leistungsempfänger diese Maßnahmen durch oder lässt sie an sich durchführen. Nicht selten empfinden Patienten diesen Umstand als »**erlernte Hilflosigkeit und Demoralisierung**«.

Aus Patientensicht kann »erlernte Hilflosigkeit und Demoralisierung« in weiterer Folge bedeuten:

- Mangelndes Vertrauen in die eigenen Ressourcen,
- Geringschätzung des Wertes der eigenen Meinung,
- Gefühl des Ausgeliefertseins,
- persönliche Erfahrung der eigenen sozialen Verletzlichkeit,
- Gefühl der Zukunftsverschlossenheit und einer lähmenden Resignation.

Health Literacy als Gesundheitskompetenz und Empowerment als selbstbestimmter, selbstbefähigter Umgang mit der eigenen Gesundheit sind essenzielle Begrifflichkeiten der gesundheitspolitischen Gegenwart und Zukunft. Sie werden zunehmend in den Gesundheitsalltag jedes Einzelnen integriert werden (müssen). So wichtig medizinische Betreuung manifest Kranker ist, so wesentlich ist auch deren Ermutigung zur Gesundheit. Dies gilt insbesondere für Menschen nach Krebs, deren **Langzeitprognose** heutzutage besser ist als je zuvor.

Die **traditionelle medizinische Nachsorge** ist auf die Früherkennung von Rezidiven bzw. Metastasen gerichtet. Bei Rezidivverdacht werden die entsprechenden Untersuchungen und Maßnahmen eingeleitet. Auf spezifische Langzeittoxizitäten wie kardiale Spätschäden, Osteoporose oder Ovarialinsuffizienz ist ebenso zu achten. Bei den klassischen Nachsorgekontrollen in onkologischen Zentren steht jedoch meist zu wenig Zeit zur Verfügung, um **gesundheitliche Ressourcen** anzusprechen. Aufgrund überfüllter Ambulanzen ist eine ganzheitliche Betreuung unter Einbeziehung von **Lebensstiländerungen** praktisch nicht oder nur schwer möglich.

Extramurale Betreuungseinheiten sind in deutschsprachigen Ländern nur punktuell vorhanden und basieren meist auf Eigeninitiative und Ehrenamtlichkeit. Eine strukturierte Integration von Frauen nach Krebs existiert bisher nicht. Die ganzheitliche Betrachtung des Problems »Frau nach Krebs« erfolgt überwiegend aus dem pathogenetischen und nicht aus dem salutogenetischen Blickwinkel.

Nicht selten fühlen sich Patientinnen in der **aktiven Therapiephase »entmündigt«.**

Hier gilt es, Empowerment- und Health-Literacy-Strukturen zu schaffen und zu etablieren.

Der Umstand, dass heute fast 80% der Patientinnen nach Brustkrebs ein 5-Jahres-Überleben aufweisen, zeigt, dass ein ausschließlich auf die Schulmedizin reduziertes Betreuungskonzept von solchen Frauen an der Realität vorbeigeht. Ein aktuelles Positionspapier von Ärzten der ersten Versorgungsstufe hat diesem Umstand bereits Rechnung getragen. Nach einer Befragung von 1000 Ärzten der ersten Versorgungsstufe sehen diese einen Versorgungsbedarf v. a. bei der Bekämpfung von Ängsten, des Lymphödems, psychosozialer Nöte und bei der Unterstützung hinsichtlich Ernährung und Förderung körperlicher Aktivität.

Survivorship

Survivorship wird von der *National Coalition of Cancer Survivorship* (*www.canceradvocacy.org*) als Phase von der Diagnose durch das weitere Leben bezeichnet. In der breitesten Definition schließt dieser Begriff Freunde und Familienmitglieder mit ein.

In der Phase des Survivorship wird der Fokus auf Diagnose und Behandlung immer kleiner und wechselt in die Richtung von medizinischer Nachbeobachtung, Management von Nebenwirkungen bis hin zur **Gesundheitsförderung** (Smith et al. 2011). Bei allen diesen Überlegungen ist auch die in den Industrieländern generell steigende Lebenserwartung mit zu berücksichtigen (Pollack et al. 2005; McKeown 1979).

Dass sich **Lebensstilmaßnahmen** günstig auf das progressionsfreie Überleben und das Gesamtüberleben von Frauen nach Krebs auswirken können, wurde in vielen Studien bewiesen. Wissenschaftlich belegte positive Maßnahmen sind die Reduktion von Übergewicht, konsequente körperliche Aktivität, moderater Alkoholkonsum und modifiziertes Ernährungsverhalten. Durch solche **von der Frau selbst steuerbare, geänderte Verhaltensmaßnahmen** im Lebensstil können heute mindestens so große Gesundheitseffekte wie durch die Gabe von spezifischen Medikamenten erzielt werden.

Eine systematische Analyse aus dem Jahr 2012 weist auf die Wichtigkeit von **körperlicher Aktivität** und/oder **diätetischen Interventionen** bei Frauen nach Brustkrebs hin. Schulungsprogramme ergeben nach Meinung der Autoren nur dann Sinn, wenn sie **postinterventionell dauerhaft in das Alltagsleben integriert** werden. Dies gelang entsprechend einer publizierten Analyse **bei etwa 40%** der Studienteilnehmerinnen (Spark et al. 2012).

5.2   Notwendigkeit von innovativen Konzepten bei der Unterstützung Langzeitüberlebender nach Brustkrebs

Der Umstand, dass heute ca. 80% der Patientinnen nach Brustkrebs 5 Jahre und länger überleben, bedeutet auch, dass in der Zukunft gerade für diese Frauen **andere Formen der Unterstützung** als rein medizinische im Sinne der Ermutigung zur Gesundheit notwendig sind. Maßnahmen wie körperliche Bewegung können neben dem Allgemeinbefinden auch die Prognose günstig beeinflussen (Trotter et al. 2011). Bei Nichtbeachtung dieser persönlichen Ressourcen könnte es passieren, dass Frauen am Übergang zwischen aktiver Therapie als Patientin hin zur Langzeitüberlebenden im **Betreuungskonzept** »vergessen« werden.

Nach Abschluss der Therapie von Brustkrebs können Frauen meist einen Teil ihrer **früheren Aktivitäten wieder voll ausführen**. Viele müssen aber lernen, mit den Langzeitfolgen von Therapie und Nebenwirkungen wie chronischer Müdigkeit, Lymphödem, eingeschränkter Mobilität, Schmerzzuständen, Konzentrationsschwierigkeiten, Gewichtszunahme und sexueller Dysfunktion zurechtkommen. Dies gilt auch für **psychosoziale Probleme** wie Angststörungen, Depression, **verändertes Körperbild** und die Auswirkung auf die **Partnerschaft** bei Frauen nach Brustkrebs (Trotter et al. 2011).

Innovationen im Bereich der Langzeitbetreuung zum **Erhalt der Gesundheit von Frauen** nach Brustkrebs (*Survivorship Care*) sind dringend notwendig und wurden in einem wissenschaftlichen Grundsatzpapier 2011 vorgeschlagen (Trotter et al. 2011). Im Mittelpunkt stehen **gesundheitsfördernde Aktivitäten**. Das Programm beinhaltet Maßnahmen und Ziele, die von den Frauen nach Brustkrebs selbst und **individuell definiert** werden.

Die Begleitung der Frauen erfolgt durch **onkologisch spezialisiertes Krankenpflegepersonal** in **Absprache** mit den onkologischen Therapeuten. Teilweise ist ein solches Programm auch schon in die Tätigkeit onkologischer Rehabilitationskliniken integriert. Die Problematik besteht aber darin, dass **Rehabilitationsaufenthalte** üblicherweise auf nur **wenige Wochen** limitiert sind. Entscheidend ist aber die **Kontinuität gesundheitsfördernder Maßnahmen** in **Eigenverantwortung**. Die Übernahme von Tätigkeiten im Rahmen der Langzeitbegleitung durch nichtärztliches Personal u. a. in Patientenunterstützungsorganisationen kann das große Volumen von Patientinnen in Tumorkliniken reduzieren.

5.3   Einschränkungen der Gesundheit von Frauen nach Krebs

Das dänische Nationalregister hat anhand von 1.997.669 Frauen nach Brustkrebs ein 1,7-faches Risiko für die Entwicklung einer **Depression** und ein 3,1-fach erhöhtes Risiko für die Einnahme von Antidepressiva nachgewiesen. Risikofaktoren für die Entwicklung einer Depression sind höhere Komorbidität, positiv diagnostizierte axilläre Lymphknoten und ein Lebensalter > 70 Jahre (Suppli et al. 2014). In einer weiteren Studie wurden 2851 Frauen nach Brustkrebs < 65 Jahre, deren Diagnose mindestens 2 Jahre zurücklag, hinsichtlich der Prävalenz einer Depression untersucht. 16% wiesen eine solche vor bzw. bei bzw. innerhalb von 2 Jahren nach Diagnosestellung auf. Dazu kommen Stimmungsstörungen im Ausmaß von 38% (Jeffrey 2014).

Frauen weisen grundsätzlich ein höheres **koronares Risiko** auf als Männer. Etablierte Risikofaktoren sind **Adipositas, erhöhte Blutfette, Diabetes mellitus, Bewegungsmangel, Hypertonus** und **höheres Alter** (Jeffrey 2014). Dazu kommen nach Brustkrebs die mögliche **Bestrahlung** sowie Kardiotoxizität nach Verabreichung von **Anthrazyklinen** und bestimmter zielgerichteter Therapien wie z. B. **Trastuzumab.** Ähnliche Risikofaktoren gelten auch für das Herzversagen (Riihimäki et al. 2012). Je älter Frauen heutzutage werden, desto relevanter werden auch subklinische kardiologische Schädigungen (Koelwyn et al. 2012). Neueren Berichten zufolge ist bei Brustkrebspatientinnen auch das Risiko für einen **Schlaganfall** signifikant erhöht (Navi et al. 2015).

Es gilt, insbesondere das **Risiko von Diabetes mellitus**, meist im Zusammenhang mit Adipositas, höherem Alter und Bewegungsarmut, bei Frauen nach Brustkrebs zu reduzieren (Riihimäki et al. 2012).

Osteoporose kann therapieassoziiert auftreten, wobei hier in erster Linie die Behandlung mit Aromatasehemmern und die Ovarialsuppression zu nennen sind. Das Risiko ist besonders dann erhöht, wenn die Therapie über mehrere Jahre verabreicht wird bzw. wurde. Auch eine Kortisontherapie im Zusammenhang mit einer Chemotherapie oder blutverdünnende Therapien mit niedermolekularem Heparin wie z. B. Enoxaparin können den Knochenabbau begünstigen. Folgen einer Osteoporose werden meist erst nach dem 50. Lebensjahr manifest (Riihimäki et al. 2012).

Pulmonale Morbidität kann u. a. thromboembolisch bedingt als Folge von antiöstrogener Therapie auftreten (Riihimäki et al. 2012). Langzeitüberlebende Frauen nach Brustkrebs weisen laut einer Studie von Jones et al. eine signifikante Reduktion der **kardiopulmonalen Reserve** im Rahmen von Funktionstests auf (Jones et al. 2012). Asthma und **chronisch-obstruktive Lungenerkrankungen** treten gehäuft auf (Jeffrey 2014). Die Schwedische Family-Database-Studie hat bei den pulmonalen Todesursachen auf die generelle Neigung **adipöser Patientinnen**

zu Thromboembolien hingewiesen (Riihimäki et al. 2012). Zusätzlich deutet die oben zitierte Einschränkung der kardiopulmonalen Reserve (Jones et al. 2012; Midtgaard et al. 2013) auf ein besonders **großes Potenzial** von Maßnahmen zur **Gesundheitsförderung** speziell bei Frauen nach Brustkrebs hin.

Diese stützt sich hierbei besonders auf **körperliche Bewegung** und kontrolliertes **Ernährungs-** und **Gewichtsverhalten**.

Alltagstaugliche Ernährungstipps und Verhaltensregeln für Frauen nach Brustkrebs

Edgar Petru und Claudia Petru

E. Petru, C. Petru, *Langzeitüberleben nach Brustkrebs*,
DOI 10.1007/978-3-662-47004-6_6, © Springer-Verlag Berlin Heidelberg 2015

6.1   Ernährungsinterventionen nach Brustkrebs

Viele Frauen nach Brustkrebs weisen ein besonders großes Interesse am Thema »Ernährung« auf. Sie empfinden eine **Veränderung ihrer Essgewohnheiten** als aktive, selbstständige Maßnahme, um etwas Eigenständiges gegen die Krebserkrankung zu unternehmen. Außerdem besteht der Wunsch, durch Änderung der Ernährungsgewohnheiten die Krebserkrankung besser zu überwinden.

Bei der Überlegung, die Ernährung zu verändern, ist aber auch zu bedenken, dass Überlebende nicht selten auch mit **unseriösen, einseitigen Ernährungsempfehlungen**, sog. **Anti-Krebs-Diäten,** konfrontiert werden, die die Gesundheit **unter Umständen negativ beeinflussen** können (Petru et al. 2010).

Die *Life After Cancer Epidemiology Study* (LACE-Studie) gab Einblick in die Umsetzung von Diätempfehlungen bei 2321 Frauen. Der Beobachtungszeitraum betrug 5,6 Jahre. Frauen konnten die Ernährungsempfehlungen der *American Cancer Society* zum Thema Verzehr von Obst und Gemüse nur inkomplett umsetzen. Bei dieser Erhebung zeigte sich v. a. ein **Problem bei jungen Frauen nach Brustkrebs.** Letztere nahmen überproportional stark an **Körpergewicht** zu (Caan et al. 2005).

Die aktuellen Ernährungsleitlinien der *American Cancer Society* geben konkrete Hinweise darauf, was unter *healthy food* zu verstehen ist. Diese Leitlinien beziehen sich auf die Prävention von Krebs und gelten auch für den Personenkreis von **Langzeitüberlebenden nach Krebs** (Kushi et al. 2012; Kwan et al. 2008).

Hauptaussagen der aktuellen Ernährungsleitlinien der *American Cancer Society*

- Eine gesunde Ernährung sollte gewählt werden, mit **Betonung pflanzlicher Nahrungsprodukte**
- Bei der Auswahl und Menge von Essen und Getränken ist darauf zu achten, dass das **gesunde Körpergewicht erhalten** bleibt
- Die zugeführte Menge von **rotem und verarbeitetem Fleisch**, z. B. in Form von Rauchfleisch oder Wurst, ist **zu limitieren**
- Zumindest **2,5 Portionen von Gemüse und/oder Obst** sollten **täglich** konsumiert werden
- **Vollkornprodukte** sollten Weißmehlprodukten vorgezogen werden
- Frauen sollten **nicht mehr als ein alkoholisches Getränk pro Tag** und Männer nicht mehr als 2 alkoholische Getränke pro Tag konsumieren

---

Diese Lebensstilmaßnahmen aus diätologischer Sicht werden auch von der Universität Leuven in Belgien vertreten, an der hierzu eine Übersichtsarbeit verfasst wurde. Lebensstiländerungen bei Frauen nach Brustkrebs werden darin dringend

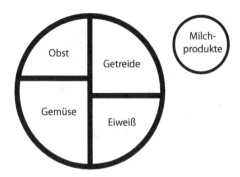

❏ **Abb. 6.1** Zusammensetzung einer ausgewogenen Ernährung, dargestellt mithilfe des My-plate-Modells

empfohlen. Sie schließen Gewichtskontrolle, hohen Konsum von Obst und Gemüse sowie die **Reduktion von Fett** ein (Kellen et al. 2009).

Die **Vermeidung von Übergewicht** wird vom *Department of Medical Epidemiology* des Karolinska Instituts in Stockholm als der wesentlichste vorbeugende Faktor für die Krebsentstehung in Europa angesehen. Da Frauen nach Brustkrebs ein **erhöhtes Risiko für ein kontralaterales Mammakarzinom, Endometriumkarzinom und Kolorektalkarzinom** aufweisen, könnten Strategien gegen Übergewicht gleich gegen mehrere Krebsarten, für die allesamt Adipositas als Risikofaktor gilt, präventiv wirksam werden (Bergström et al. 2001).

— Aus diätologischer Sicht kann das Führen eines **Ernährungstagebuchs** sehr hilfreich sein, um die persönliche tägliche Essenszufuhr zu **objektivieren**.

— Es wird Frauen empfohlen, die tägliche Flüssigkeitsmenge von **mindestens 2 Litern Wasser**, **ungesüßtem Tee** oder stark verdünnten Säften einzuhalten.

— Jede Hauptmahlzeit sollte möglichst mit einer **Salatvorspeise** beginnen.

— Beim Einkauf sollte speziell auf die **Fettangaben der Lebensmitteletiketten** geachtet werden (Petru et al. 2010).

Fabian hat in seiner Publikation betont, dass für eine **breite Umsetzung einer Kalorienreduktion** eine möglichst simple Darstellung gewählt werden muss (Fabian 2012). Die über Jahre von Diätologen verwendete und propagierte Darstellung einer Ernährungspyramide als Basis der qualitativen und quantitativen Nahrungsempfehlung hat sich nur begrenzt bewährt. Es erfolgte deshalb vonseiten der Diätologen eine Abkehr von dieser Symbolik hin zu einer Darstellung, welche die qualitativen und quantitativen Nahrungsbestandteile auf einem Teller darstellt. Das **Tellersymbol** (*my plate*) scheint für Konsumenten praktikabler zu sein (*http://www.choosemyplate.gov*) (❏ Abb. 6.1).

Eine Studie zum Gewichtsverlauf nach der Diagnose »Brustkrebs« bei 1436 Patientinnen (Bradshaw et al. 2011) hat im Durchschnitt eine **Gewichtszunahme von 2,39 kg** im Beobachtungszeitraum von **5 Jahren** ermittelt. Der größte Gewichtszuwachs war im **1. Jahr nach Diagnosestellung** zu beobachten (p < 0,001). Diese Daten weisen darauf hin, dass Frauen möglichst bald nach Diagnosestellung professionelle **diätologische Begleitung** erhalten sollten. Dabei sollte die **Fettreduktion** im Mittelpunkt der Anstrengungen stehen (Chlebowski et al. 2006), denn sie ist mit einer relevanten Gewichtsreduktion verbunden. Idealerweise sollte eine Ergänzung dieser diätologischen Maßnahmen durch **körperliche Aktivität** erfolgen.

Der Vollständigkeit halber soll darauf hingewiesen werden, dass ungewünschter Gewichtsverlust bei Personen nach Krebs ebenso mit einer Krankheitsprogression einhergehen kann (Caan et al. 2008).

6.2 »Gesunder Lebensstil«: vermehrter Gemüse- und Obstkonsum, vermehrte körperliche Aktivität und deren Einfluss auf physiologische Körperfunktionen und die Fatigue-Symptomatik

Eine prospektive Studie aus dem Jahr 2007 hat 1490 Frauen nach beendeter Brustkrebstherapie hinsichtlich eines »gesunden« Lebensstils untersucht. Gemüse- und Obstverzehr, sportliche Aktivitäten und das Körpergewicht wurden einer Analyse unterzogen. Erhöhtes Körpergewicht allein wies keinen negativen Effekt auf das Überleben auf. Sowohl **vermehrter Gemüse- und Obstkonsum** als auch **vermehrte körperliche Aktivität** waren mit einem verbesserten Überleben assoziiert (Hazard Ratio 0,56) (Pierce et al. 2007).

Dieser Umstand zeigt deutlich, dass gerade bei Überlebenden nach Brustkrebs die Motivation zu »gesunder Ernährung« und vermehrter körperlicher Betätigung im Zentrum der Anstrengungen v. a. von Selbsthilfegruppen und Patientinnenbetreuungsgruppen stehen sollte.

Es ist wissenschaftlich mehrfach bewiesen, dass **körperliche Aktivität positive Effekte** auf die Physiologie und Funktionen des weiblichen Körpers, die Körperzusammensetzung, psychische Faktoren sowie die Lebensqualität nach Brustkrebs aufweist. Parameter wie Sauerstoffsättigung, Leistungsfähigkeit, Gehfähigkeit in einer bestimmten Zeiteinheit, Kraft in Armen, der »Arbeitshand« und den Beinen werden verbessert. Zusätzlich werden die Lebensqualität, die mentale Gesundheit sowie die soziale und körperliche Funktionsfähigkeit gesteigert. Die **Laborparameter** zeigen eine deutliche Reduktion des *insulin-like growth factor I*. Auch für andere Parameter wie den Insulin- und Glukosespiegel im Blut sowie Parameter der Homöostase wurden Verbesserungen beschrieben. Das Körpergewicht und der Body Mass Index können leicht reduziert werden. Weitere Parameter wie der Taillenumfang und das Taille-Hüft-Verhältnis haben sich nicht signifikant verändert (Übersicht bei Fong et al. 2012).

Eine Steigerung von körperlicher Aktivität bei ansonsten körperlich inaktiven Frauen im Rahmen eines **Aerobic-Programms über 2½ Stunden pro Woche** kann bereits zu einer entscheidenden Reduktion von Körperfett und zu einer Zunahme der Muskelmasse führen. Parallel können dadurch relevante Verbesserungen der **Knochendichte** erzielt werden (Irwin et al. 2009a). Damit ist bewiesen, dass Gesundheitsinterventionen bei Frauen nach Brustkrebs **mehrfach günstige Effekte auf das biologische System** aufweisen.

Auch die häufig berichtete und lang anhaltende **Fatigue-Symptomatik** kann durch konsequente körperliche Aktivität relevant reduziert werden (Cramp u. Byron-Daniel 2012; Daley et al. 2007; Yuen u. Sword 2007). Eine Cochrane-Analyse von 56 Studien konnte die Reduktion von Fatigue in der Größenordnung von 27% belegen (Cramp u. Byron-Daniel 2012).

Eine kürzlich gestartete prospektive Studie zur körperlichen Aktivität und gesundheitsbezogenen Fitness, die *Alberta Moving Beyond Breast Cancer Study* (AMBER-Studie), soll prospektiv Zusammenhänge zwischen körperlicher Aktivität und rezidivfreiem Überleben liefern. 1500 Frauen nach Brustkrebs aus dem Raum Alberta in Kanada werden über 5 Jahre begleitet. Es soll u. a. auch untersucht werden, inwieweit körperliche Aktivität durch demographische, medizinische, sozial-kognitive und Umgebungsfaktoren beeinflusst wird (Courneya et al. 2012).

Das *American College of Sports Medicine* hat auf der Basis der existierenden wissenschaftlichen Literatur bereits **2010 Leitlinien zur körperlichen Bewegung für ehemalige Krebspatientinnen** publiziert (Schmitz et al. 2010). Damit ist zu hoffen, dass der Faktor körperliche Aktivität möglichst bald in den Alltag Überlebender nach Krebs implementiert wird. Es wäre eine wichtige Aufgabe der Sozial- und Gesundheitspolitik, diese Informationen bzw. Empfehlungen dem betroffenen Personenkreis breit zugänglich zu machen und praktische Umsetzungsmöglichkeiten anzubieten.

Frauen sollten besonders auf ihre **Knochengesundheit** achten. Die Zufuhr von **kalziumreichen Lebensmitteln** wie Milch- und Milchprodukte, Käse aller Art mit Ausnahme von Schmelzkäse, Joghurt, Sauermilch, Buttermilch, Kefir und Quark wird empfohlen – insbesondere auch deshalb, weil Vitamin D in diesen Produkten in natürlicher Form enthalten ist. Gemüsesorten wie Brokkoli, Grünkohl, Kohlrabi, Fenchel und grüne Bohnen sind ebenfalls kalziumreich. Wer keine Milch und Milchprodukte verträgt, sollte an die Möglichkeit von **kalziumreichem Mineralwasser** und laktosefreier Milch und Milchprodukten denken (Petru et al. 2010).

◨ **Tab. 6.1** Definierte Alkoholmenge eines Standardgetränks in verschiedenen Ländern und von den jeweiligen nationalen Gesundheitsorganisationen empfohlene obere Alkoholgrenze für Frauen (Auswahl adaptiert nach Latino-Martel et al. 2011)

Land	Definition der Alkoholmenge in Gramm/Standardgetränk[a]	Empfohlene Obergrenze der Alkoholzufuhr für Frauen in g/Tag
Australien	10	20
Österreich	8	16
Bulgarien	15	< 8
Großbritannien	8	24
Frankreich	10	20
USA	13,7	13,7

[a] Standardgetränke: Bier 13 g pro 0,33 l, Wein 16 g pro 0,2 l, Sherry 16 g pro 0,1 l, Likör 5 g pro 0,02 l, Whisky 7 g pro 0,02 l.

6.3   Reduktion des Alkoholkonsums

Alkoholkonsum stellt einen wesentlichen Bestandteil des gesellschaftlichen Umgangs dar. Aufgrund des Umstands, dass 70% aller Brustkrebsformen hormonsensibel sind, ist die Höhe des Alkoholkonsums von besonderer Relevanz (Li et al. 2009).

Die Daten zur **Erhöhung der brustkrebsspezifischen Mortalität** durch signifikanten Alkoholkonsum sprechen sehr für den präventiven Ansatz bei Frauen nach Brustkrebs (Kwan et al. 2010). Das **Rezidivrisiko** ist bei Frauen nach **hormonrezeptorpositivem Brustkrebs** deutlich erhöht (Li et al. 2009).

Es existiert zwar keine Leitlinie zum Konsum von Alkohol nach Brustkrebs, wohl aber eine, die den **überdachten und verantwortungsvollen Alkoholkonsum** im Zusammenhang mit der Krebsentstehung beschreibt (Latino-Martel et al. 2011). ◨ Tab. 6.1weist einerseits die definierte Alkoholmenge eines Standardgetränks und zweitens die von nationalen Gesundheitsorganisationen einiger arbiträr ausgewählter Länder empfohlene **Alkoholobergrenze für Frauen** aus. Die entsprechenden nationalen Institutionen sind u. a. das *National Health and Medical Research Council* in Australien, das österreichische Gesundheitsministerium, das *National Center of Public Health Protection* in Bulgarien, das *French Institute for Prevention and Health Education*, der *National Health Service* in Großbritannien sowie die *Centers for Disease Control and Prevention* bzw. das *Department of Health* in den USA.

In dieser Übersicht bzw. den Empfehlungen wird die Problematik, in welcher Form sensibler Alkoholkonsum weltweit definiert wird, besonders deutlich sichtbar. Die Abweichungen machen bis zu 71% bei der Definition eines alkoholischen Standardgetränks und bis zu 77% bei der empfohlenen Obergrenze pro Tag für Frauen aus. Dies zeigt die **Schwierigkeit der Vergleichbarkeit von Studienergebnissen zum weltweiten Alkoholkonsum.** Es kann spekuliert werden, ob rein medizinisch-wissenschaftliche Gründe dafür ausschlaggebend sind. Die unterschiedlichen Kenngrößen könnten historische Ursachen und Traditionen widerspiegeln.

Eine aktuelle Studie hat einen Zusammenhang zwischen Brustkrebsentstehung und Alkoholkonsum in **Kombination mit Rauchen** aufgezeigt (Nyanate et al. 2012). Diese Daten sprechen dafür, Frauen nach Brustkrebs auch über diese mögliche Assoziation aufzuklären.

6.4 Kritischer Umgang mit Nahrungsergänzungen in Form von Vitaminen und Mineralstoffen

Amerikanische Krebspatienten nehmen laut einer systematischen Erhebung zu 60–80% zusätzlich zur ihrer onkologischen Standardtherapie auch Vitamin- und Mineralstoffe ein. Besonders hoch ist die Zufuhr bei **Brustkrebspatientinnen,** während Männer mit **Prostatakrebs** deutlich seltener zu diesen Substanzen greifen (Velicer u. Ulrich 2008).

Für die deutschsprachigen Länder gibt es diesbezüglich keine genauen Angaben. Allerdings werden allein in Österreich jährlich ca. 30 Mio. € für verschiedenste Nahrungsergänzungsmittel gegen eine Vielzahl körperlicher Beschwerden ausgegeben. Der Vertrieb von Nahrungsergänzungsmitteln ist durch das **Lebensmittelgesetz** geregelt. Dabei ist für die Zulassung **kein Nachweis für eine gesundheitsverbessernde Wirkung im menschlichen Körper** notwendig. Nahrungsergänzungsmittel erinnern äußerlich und in ihrer Darreichungsform sehr an Medikamente. Sie können jedoch im Unterschied zu weitreichend geprüften Medikamenten **rezeptfrei und damit unkontrolliert** in Apotheken, Drogerien und Reformhäusern vertrieben werden.

Vor mehreren Jahren wurde eine **Vitaminstudie mit β-Karotin und Vitamin A bei 18.000 Rauchern** vorzeitig abgebrochen, da die Zahl der Teilnehmer, die an **Lungenkrebs** erkrankten und auch verstarben, drastisch **höher** war als in der Vergleichsgruppe der Raucher, die keine Substitution erhalten hatten (Omenn et al. 1996). Eine Folgeanalyse nach weiteren 6 Jahren zeigte, dass **vor allem Frauen** im Vergleich zur Gruppe ohne Vitaminzufuhr ein anhaltend erhöhtes

Lungenkrebsrisiko und **Risiko für schwere Herz-Kreislauf-Erkrankungen** aufwiesen (Goodmann et al. 2004). Diese Erkenntnisse haben dazu geführt, dass Lebensmittelkonzerne in der Folge weltweit ihre Vitaminzugaben bei Säften, Frühstücksflocken, Joghurts u. ä. drastisch reduziert haben.

In der **Hautkrebsvorsorge** wurde eine Untersuchung an über **13.000 Teilnehmern** durchgeführt. Frauen wiesen nach der Einnahme von **Vitamin C, Vitamin E, ß-Karotin, Selen und Zink** über 7½ Jahre eine deutlich **höhere Rate** an Hautkrebs auf als die Frauen in der Kontrollgruppe, die keine Nahrungsergänzungen zugeführt hatten (Hercberg et al. 2007).

Bei einer Studie mit 540 Patienten mit **Tumoren im HNO-Bereich** hat die Einnahme der **Antioxidanzien Vitamin E und ß-Carotin während einer Strahlentherapie** die Prognose der Erkrankung **verschlechtert**. Es wurde ein deutlich höheres Risiko für das Wiederauftreten des Tumors im Vergleich zur Kontrollgruppe ohne Vitamine beobachtet (Bairati et al. 2005).

Die **Brustkrebsmortalität** war bei Frauen nach **Multivitamingaben u. a. mit Vitamin A und C** signifikant im Vergleich zur Kontrollgruppe **erhöht** (Lesperance et al. 2002).

Die oben beschriebenen Daten weisen darauf hin, dass bestimmte Nahrungsergänzungen u. U. gerade bei Frauen zu negativen gesundheitlichen Auswirkungen führen können.

Zusammenfassend gibt es mittlerweile mehrere wissenschaftliche Daten aus großen klinischen Studien, bei welchen teilweise ein negativer Einfluss von Nahrungsergänzungsmitteln auf die Krebsentstehung und den Verlauf von Krebserkrankungen nachgewiesen wurde. Bessere Prüf- und Kontrollverfahren bei der Zulassung solcher Nahrungsergänzungsmittel analog zu den Medikamenten sollten daher vom Gesetzgeber gefordert werden.

Maßnahmen zur Verbesserung der Lebensqualität von Patientinnen mit Brustkrebs

Katharina Petru

E. Petru, C. Petru, *Langzeitüberleben nach Brustkrebs*,
DOI 10.1007/978-3-662-47004-6_7, © Springer-Verlag Berlin Heidelberg 2015

Nicht selten wird Langzeitüberlebenden nach Krebs vonseiten der Therapeuten und Angehörigen der Status der Hilflosigkeit zugeteilt. Unter dem Angebot maximaler Hilfestellung und Unterstützung verbirgt sich oft eigene Unwissenheit und Unsicherheit von Betreuern und Angehörigen. Wird eine **Person nach Krebs täglich auf mögliche körperliche und/oder psychische Einschränkungen und Belastungen angesprochen,** kann es schließlich zu einer **Verinnerlichung** dieser völlig hilflosen und schwer zu bewältigenden Haltung kommen. **Nicht selten** werden **gesundheitsfördernde Aktivitäten** der Betroffenen durch Angehörige **gebremst.** Solche **Verunsicherungen** seitens der Angehörigen behindern Personen nach Krebs, wieder in den **Alltag** zurückzufinden. Insgesamt bestehen oft völlig unterschiedliche Wünsche und Wahrnehmungen Betroffener und Angehöriger bzw. Partner darüber, was gut tut und wo Unterstützung notwendig ist.

Die dargestellten Zusammenhänge zeigen auf, welche Problemfelder existieren oder geschaffen werden, wenn eine Tumorerkrankung ausschließlich aus der klassisch-medizinisch orientierten pathogenetischen Sicht erlebt wird. Hier ist ein **Paradigmenwechsel dringend vonnöten.** Es gilt, die **Orientierung** von möglichen körperlichen und psychischen Einschränkungen hin zu **Gesundheitsförderung** und Ermutigung zu Gesundheit zu vollziehen. Das **Centering-Modell** zeigt Möglichkeiten zur **individuellen Nutzung** vorwiegend **körpereigener Kraftquellen** auf. ◘ Abb. 7.1 stellt die Möglichkeiten von Menschen nach einer Krebserkrankung dar, ihre Lebensqualität zu verbessern. **Im Zentrum steht der gesunde Anteil des Menschen** (Hartmann 2000).

Die im Centering-Modell angeführten Begriffe sind **Ressourcen zur Stärkung** der individuellen Gesundheit. Jeder Mensch kann auf individueller Basis auf **einzelne oder verschiedene Kombinationen von Ressourcen** zur Förderung der persönlichen Gesundheit zurückgreifen. Für die Bewusstmachung von potenziellen Fähigkeiten für die Einzelperson ist häufig ein **Anstoß oder eine gezielte Motivation von außen** notwendig. Um den gewünschten und v. a. einen nachhaltigen Effekt auf die Lebensqualität zu erzielen, ist allerdings die **konsequente Durchführung** der individuell gewählten Aktivitäten notwendig.

Selbsthilfegruppen und **extramurale Betreuungseinrichtungen** sollten zur Besserung der Lebensqualität in erster Linie **körperliche Aktivität** und parallel dazu **soziale Kontakte** fördern. Letztere können das Risiko depressiver Zustände signifikant reduzieren (Suppli et al. 2014).

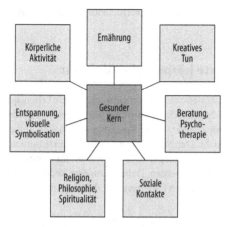

◘ Abb. 7.1 Möglichkeiten von Menschen, nach einer Krebserkrankung ihre Lebensqualität zu verbessern: Centering-Modell. (Mod. nach Hartmann 2000)

7.1 Bedürfnisse von Frauen nach Brustkrebs zur Verbesserung von Gesundheit und Lebensqualität

Immer mehr Frauen nach Brustkrebs weisen Langzeitüberleben auf (Jemal et al. 2007). Sie leiden v. a. unter Gelenksschmerzen, vermindertem sexuellem Antrieb, Hitzewallungen und vaginaler Trockenheit, Gewichtszunahme, Gelenkschmerzen und Sensibilitätsstörungen der Hände und Füße (Palmer et al. 2014).

Frauen wünschen sich in erster Linie mehr Wissen über Brustkrebs, Langzeitkomplikationen sowie Möglichkeiten zur sinnvollen Veränderung von Lebensstilgewohnheiten. Letztere umfassen v. a. körperliche Bewegung und Ernährung. Außerdem besteht das Bedürfnis, die Kommunikation mit der Familie und den ärztlichen Betreuern zu verbessern (Bloom et al. 2008).

In einer randomisierten kontrollierten Studie wurden 404 Frauen, die 5 Jahre nach Brustkrebs tumorfrei waren, entweder in einem **6-stündigen Workshop** über 3 Monate geschult oder erst anschließend einer solchen Schulung zugeführt. Die Workshops bestanden aus Aktivitäten und Informationen zur Förderung körperlichen, sozialen, emotionalen und spirituellen Wohlbefindens. 73% der Frauen beendeten diesen Workshop. Die Informationsvermittlung führte bei der Gruppe mit Schulungen zu einem **erhöhten Wissensstand bezüglich Brustkrebs, Behandlung und Gesundheit** (p = 0,015). In der Interventionsgruppe erhöhte sich auch der Grad der **körperlichen Aktivität** (p = 0,036). Bezüglich Essgewohnheiten und Kommunikationsfähigkeit innerhalb der Familie kam es zu keiner Veränderung. **Soziale Kontakte** waren mit vermehrter **körperlicher Aktivität** verbunden (Bloom et al. 2008).

7.2   Vermehrte körperliche Aktivität

Körperliche Aktivität steht im Zentrum, um eine höhere Lebensqualität zu erlangen. Sie kann jedoch nicht als isolierter positiver Faktor gesehen werden, da sie meist im Zusammenhang mit geänderten Ernährungsgewohnheiten und der Verminderung von Übergewicht steht. Den Studien gemeinsam ist ein signifikant positiver Effekt, wenn **moderate intensive körperliche Aktivitäten für mindestens 2½ bis 3 Stunden pro Woche** betrieben werden. Damit kann eine **Reduktion der Gesamtmortalität um 24%** erreicht werden (Midtgaard et al. 2013; Schmid u. Leitzmann 2014).

7.3   Vermeidung von Übergewicht, Reduktion des Alkohol- und Nikotinkonsums, kritischer Umgang mit Nahrungsergänzungsmitteln

Die beschriebenen Maßnahmen stehen im Zentrum, wenn die Lebensqualität von Frauen nach Brustkrebs verbessert werden soll (▶ Abschn. 4.4.1–4.4.3). Ein konkretes Beispiel ist die positive Korrelation zwischen Gewichtsabnahme und der Reduktion von Beschwerden durch ein Armlymphödem (Petrek et al. 2001; Petru et al. 2010).

7.4   Soziale Herausforderungen bei Frauen nach Brustkrebs

Nach abgeschlossener Therapie einer Krebserkrankung steht häufig **Berufsunfähigkeit, Invaliditäts- bzw. Frühpensionierung** oder die dauerhafte **Nichtvermittelbarkeit im Berufsalltag**. Höheres **Tumorstadium**, endokrine und zytotoxische **systemische Therapien**, **hohe Anforderungen** im Beruf sowie **niedriger Bildungsgrad** wirken sich negativ auf die Wiederaufnahme von Arbeit aus (Johnsson et al. 2007, 2009; Marino et al. 2013).

Nicht zu vergessen ist auch der Anteil von Personen nach Krebs, die **überdurchschnittlich häufig Arztbesuche** benötigen, **um sich gesund zu fühlen** (*reassurance*) (Jeffery 2014).

In diesem Zusammenhang gilt es – ganz im Sinne von Empowerment und Health Literacy – die Frauen auf ihre **gesunden körperlichen Anteile** hinzuweisen und diese zu **aktivieren** bzw. zu **motivieren**.

Tatsache ist, dass Überlebende nach Krebs insgesamt und insbesondere nach Brustkrebs eine **erhöhte Arbeitslosigkeit** aufweisen (DeBoer et al. 2009). Um mehr Frauen als bisher im Berufsleben zu halten, ist langfristig eine Verbesserung des **Bildungsniveaus** anzustreben, da ein niedriger Bildungsstand die Reintegration in den Berufsalltag behindert (Carlsen et al. 2013).

Eine aktuelle Studie aus Norwegen hat insbesondere auf den Nutzen der **Anpassungen des Arbeitsplatzes** an die eingeschränkte Arbeitsfähigkeit von Personen **nach Krebs** hingewiesen. An erster Stelle steht dabei eine **Reduktion der Wochenarbeitszeit**. Es konnte gezeigt werden, dass trotz körperlicher und mentaler Einschränkungen mehr als 90% der Personen nach Krebs in der Lage waren, ihre Arbeitsaufgaben gut zu erfüllen. Eine **positive psychosoziale Arbeitsumgebung** wirkt sich signifikant leistungssteigernd aus (Torp et al. 2012c). Dies ist v. a. durch eine **aktive Begleitung von Langzeitüberlebenden** durch die Vorgesetzten am Arbeitsplatz zu erzielen (Torp et al. 2011).

Daher sind bei der Reintegration von Langzeitüberlebenden nach Krebs in das Berufsleben strukturierte und planmäßige Anpassungen des Arbeitsplatzes unter aktiver Unterstützung des Arbeitgebers unbedingt anzustreben.

▪ Soziale Kontakte und soziales Wohlbefinden nach Brustkrebs

Eine amerikanische Metaanalyse hat den Zusammenhang zwischen sozialen Bindungen und der Reduktion von Mortalität beschrieben (Odds Ratio 1,50). Diese Beobachtung war weder vom Alter noch von der Todesursache abhängig (Holt-Lunstad et al. 2010). In dieselbe Richtung deutet auch eine Auswertung der *SEER Registry*, bei der gezeigt wurde, dass 549.589 Frauen nach Brustkrebs allein durch den Umstand, dass sie verheiratet waren, um den Faktor 1,2 länger überlebten (p < 0,0001) (Dawood 2014). Die *Life after Cancer Epidemiology Study* (LACE-Studie) wies bei 2264 Frauen nach frühem Brustkrebs für sozial isolierte Frauen eine höhere **Gesamtsterblichkeit** (Hazard Ratio 1,34; 95%-Konfidenzintervall 1,03–1,73), aber keine verschlechterte krebsspezifische Mortalität nach (Kroenke et al. 2013). Verheiratete Frauen bzw. Frauen mit konstanter intensiver Bindung weisen entsprechend der *SEER-Database* mit Angaben über 549.589 Frauen nach Brustkrebs im Stadium I–IV ein um 20% verbessertes brustkrebsspezifisches Überleben im Vergleich zu Frauen ohne enge Bindungsverhältnisse auf (Dawood 2014).

Suizid stellt die zweithäufigste nichttumorassoziierte Todesursache von Frauen nach Brustkrebs dar (Relatives Risiko 1,39; Riihimäki et al. 2012).

Deshalb sind tiefere soziale Kontakte mit Familienmitgliedern und/oder Freunden gerade für Brustkrebspatientinnen essenziell. Spirituelle Bindungen sollten ebenso aktiv gefördert werden wie ehrenamtliches Engagement, insbesondere im Gesundheitsbereich. Soziale Geborgenheit könnte möglicherweise auch die Rate an Suiziden reduzieren. Ansätze dafür sind Selbsthilfegruppen und Patientenbetreuungseinrichtungen.

Ergebnisse der Befragung von langzeitüberlebenden Frauen nach Brustkrebs

Edgar Petru und Claudia Petru

E. Petru, C. Petru, *Langzeitüberleben nach Brustkrebs*,
DOI 10.1007/978-3-662-47004-6_8, © Springer-Verlag Berlin Heidelberg 2015

Die Ergebnisse der Befragung haben das größte Interesse langzeitüberlebender Frauen nach Brustkrebs für den Bereich der Ernährung ergeben (Median von 9,2 Punkten von 10,0 möglichen; ▶ Kap. 4, ▶ Tab. 4.17). Partnerschaft und soziale Kontakte, Knochengesundheit, Psyche und Stimmungsschwankungen sowie medizinische Fort- und Weiterbildung waren weitere Themenbereiche, die als besonders relevant eingestuft wurden.

Das geringste Interesse wurde für die Themenbereiche rechtliche Fragen, Religion und Sexualität bekundet. Interessant waren einige offensichtliche Unterschiede zwischen Frauen vor dem 50. und nach dem 50. Lebensjahr. Die Themenbereiche Gedächtnis- und Konzentrationsschwäche, Gewichtsmanagement, Interesse an medizinischer Fortbildung, Schmerztherapie, hormonelle Ausfallerscheinungen, Psyche und Stimmungsschwankungen, Nahrungsergänzungsmittel sowie Bildung und Reisen war bei der älteren Gruppe von Frauen von größerer Wichtigkeit als bei der jüngeren (▶ Kap. 4, ▶ Tab. 4.17).

Diese Daten können als Basis für Aktivitäten von Patientinnenunterstützungsgruppen (z. B. Frauen- und Brustkrebshilfe; *www.frauenkrebshilfe.at*) herangezogen werden.

Daher sollten ernährungsmedizinische Themenbereiche, die soziale Einbettung, psychische Unterstützung, Maßnahmen zur Verbesserung der Knochengesundheit und medizinische Fort- und Weiterbildung im Zentrum des Angebots für Frauen nach Brustkrebs stehen.

■ Nachsatz

Leider haben viele Repräsentanten der Gesundheitspolitik noch nicht erkannt, welches **wirtschaftliche und menschliche Potenzial** insbesondere in Menschen vorhanden ist, die selbst schwere Zeiten durchgemacht haben. Gerade sie sind in der Lage, anderen Menschen im Sinne einer **Vorbildwirkung** zu helfen. Hier ist auch besonders die Bereitschaft zu **ehrenamtlichem Engagement** hervorzuheben. Nach Ansicht des *Center for Disease Control and Prevention* der USA sind öffentliche, private und v. a. gemeinnützige **(Non-Profit-)Organisationen** aufgefordert, den Bedürfnissen von Langzeitüberlebenden nach Krebs im Bereich von körperlichen, psychosozialen und wirtschaftlichen Nachwirkungen nachzukommen (Pollack et al. 2005).

Serviceteil

E. Petru, C. Petru, *Langzeitüberleben nach Brustkrebs*,
DOI 10.1007/978-3-662-47004-6, © Springer-Verlag Berlin Heidelberg 2015

Literatur

Aarts MJ, Kamphuis CB, Louwman MJ et al (2012) Educational inequalities in cancer survival: a role for comorbidities and health behaviours? J Epidemiol Community Health 67(4): 365–373

Alano CM, Imayama I, Neuhouser ML et al (2012) Fatigue, inflammation, and omega-3 and omega-6 fatty acid intake among breast cancer survivors. J Clin Oncol 30: 1280–1287

Allen NE, Beral V, Casabonne D et al (2009) Moderate alcohol intake and cancer incidence in women. J Natl Cancer Inst 101: 282–283

Amir M, Ramati A (2002) Post-traumatic symptoms, emotional distress and quality of life in long-term survivors of breast cancer: a preliminary research. J Anxiety Disord 16: 195–206

Andreeva VA, Touvier M, Kesse-Guyot E et al (2012) B vitamin and/or omega-3 fatty acid supplementation and cancer: ancillary findings from the supplementation with folate, vitamins B6 and B12, and/or omega-3 fatty acids (SU.FOL.OM3) randomized trial. Arch Intern Med 172: 540–547

Ashing-Giwa K, Ganz PA, Petersen L (1999) Quality of life of African-Amercian and white long-term breast carcinoma survivors. Cancer 85: 418–426

Asseryanis E, Ruecklinger E, Hellan M et al (2004) Breast cancer size in postmenopausal women is correlated with body mass index and androgen serum levels. Gynecol Endocrinol 18: 29–36

Bairati I, Meyer F, Gelinas M et al (2005) Randomized trial of antioxidant vitamins to prevent acute adverse effects of radiation therapy in head and neck cancer patients. J Clin Oncol 23: 5805–5813

Basen-Engquist K, Taylor CL, Rosenblum C et al (2006) Randomized pilot test of a lifestyle physical activity intervention for breast cancer survivors. Patient Educ Couns 64: 225–234

Bergström A, Pisani P, Tenet V et al (2001) Overweight as an avoidable cause of cancer in Europe. Int J Cancer 91: 421–430

Blinder V, Patil S, Eberle C, Maly RC (2011) Early predictors of prolonged unemployment after diagnosis of breast cancer. Cancer Res 71: 139s

Bloom JR, Stewart SL, Chang S et al (2004) Then and now: quality of life of young breast cancer survivors. Psychooncology 13: 147–160

Bloom JR, Stewart S, D`Onofrio C et al (2008) Addressing the needs of young breast cancer survivors at the 5 year milestone: can a short-term, low intensity intervention produce change ? J Cancer Surviv 2: 190–204

Boffetta P, Hashibe M, La Vecchia C et al (2006) The burden of cancer attributable to alcohol drinking. Int J Cancer 119: 884–887

Bradshaw PT, Cleveland RJ, Stevens J et al (2011) Post-diagnosis weight gain in breast cancer survivors: When should we intervene? Cancer Res 71(24 Suppl): 485s

Braithwaite D, Izano M, Moore D et al (2012) Smoking and survival after breast cancer diagnosis: a prospective observational study and systematic review. Breast Cancer Res Treat 136: 521–533

Bright-Gbebry M, Makambi KH, Rohan JP et al (2011) Use of multivitamins, folic acid and herbal supplements among breast cancer survivors: the black women's health study. BMC Complement Altern Med 11: 30

Caan B, Sternfeld B, Gunderson E et al (2005) Life After Cancer Epidemiology (LACE) Study: a cohort of early stage breast cancer survivors (United States). Cancer Causes Control 16: 545–556

Caan BJ, Kwan ML, Hartzell G et al (2008) Pre-diagnosis body mass index, post diagnosis weight change, and prognosis among women with early stage breast cancer. Cancer Causes Control 19: 1319–1328

Campbell KL, Foster-Schubert KE, Alfano CM et al (2012) Reduced-calorie dietary weight loss, exercise, and sex hormones in postmenopausal women: randomized controlled trial. J Clin Oncol 30: 2314–2336

Chan D, Viera A, Aune D et al (2014) Body Mass Index and survival in women with breast cancer – systematic literature review and meta-analysis of 82 follow-up studies. J Clin Oncol 25: 1901–1914

Carlsen K, Jensen AJ, Rugulies R et al (2013) Self- reported work ability in long-term breast cancer survivors. A population-based questionnaire study in Denmark. Acta Oncol 52(2): 423–429

Chen X, Lu W, Zheng W et al (2010) Obesity and weight change in relation to breast cancer survival. Breast Cancer Res Treat 122: 823–833

Chlebowski RT, Blackburn GL, Thomson CA et al (2006) Dietary fat reduction and breast cancer outcome: Interim efficacy results from the women's intervention nutrition study. J Natl Cancer Inst 98: 1767–1776

Cimprich B, Ronis DL, Martinez-Ramos G (2002) Age at diagnosis and quality of life in breast cancer survivors. Cancer Pract 10: 85–93

Courneya K, Vallance J, Culos-Reed S et al (2012) The Alberta moving beyond breast cancer (AMBER) cohort study: a prospective study of physical activity and health-related fitness in breast cancer survivors. BMC Cancer 12: 525

Cramp F, Byron-Daniel J (2012) Exercise for the management of cancer-related fatigue in adults. Cochrane Database Syst Rev 11: CD006145

Dawood S (2014) Impact of marital status on prognostic outcome of women with breast cancer. J Clin Oncol 32 (15 Suppl): 28s (abstract 594)

Daley AJ, Crank H, Saxton JM et al (2007) Randomized trial of exercise therapy in women treated for breast cancer. J Clin Oncol 25: 1713–1721

DeBoer AG, Taskila T, Ojajärvi A et al (2009) Cancer survivors and unemployment. Am Med Ass 301: 753–762

Dorgan JF, Baer DJ, Albert PS et al (2001) Serum hormones and the alcohol-breast cancer association in postmenopausal women. J Nat Cancer Inst 93: 710–715

Dorval M, Maunsell E, Deschenes L et al (1998) Long-term quality of life after breast cancer: comparsion of 8-year suvivors with population controls. J Clin Oncol 16: 487–494

Duijts SF, van Beurden M, Oldenburg HS et al (2012) Efficacy of cognitive behavioral therapy and physical exercise in alleviating treatment-induced menopausal symptoms in patients with breast cancer: results of a randomized, controlled multicenter trial. J Clin Oncol 30: 4124–4133

Epplein M, Zheng Y, Zheng W et al (2011) Quality of life after breast cancer diagnosis and survival; J Clin Oncol 29: 406–412

European Commission (2014) The 2015 Ageing Report. European Economy 8/2014. http://ec.europa.eu/economy_finance/publications/

Fabian CJ (2012) Simplifying the energy balance message for breast cancer prevention. Cancer Prev Res 5: 511–514

Fairey AS, Courneya KS, Field CJ et al (2003) Effects of exercise training on fasting insulin, insulin resistance, insulin-like growth factors, and insulin-like growth factor binding proteins in postmenopausal breast cancer survivors: a randomized controlled trail. Cancer Epidemiol Biomarkers Prev 12: 721–727

Falk R (2012) Alcohol and breast cancer risk in postmenopausal women: the PLCO experience. J Clin Oncol 30(Suppl): 91s

Ferrell BR, Grant MM, Funk BM et al (1998) Quality of life in breast cancer survivors: implications for developing support services. Oncol Nurs Forum 25: 887–895

Flatt SW, Thomson CA, Gold EB et al (2010) Low to moderate alcohol intake is not associated with increased mortality after breast cancer. Cancer Epidemiol Biomarkers Prev 19: 681–688

Fong DY, Ho JW, Hui BP et al (2012) Physical activity for cancer survivors: meta-analysis of randomised controlled trials. Brit Med J 344: e70

Ganz PA, Desmond KA, Leedham B et al (2002) Quality of life in long-term, disease free survivors of breast cancer: a follow-up study. J Natl Cancer Inst 94: 39–49

Gold EB, Flatt SW, Pierce JP et al (2006) Dietary factors and vasomotor symptoms in breast cancer survivors: the WHEL Study. Menopause 13: 423–433

Goodman GE, Thornquist MD, Balmes J et al (2004) The beta-carotene and retinol efficacy trial: incidence of lung cancer and cardiovascular disease mortality during 6 – year follow-up after stopping beta-carotene and retinol supplements. J Natl Cancer Inst 96: 1743–1750

Gordon NH (1995) Association of education and income with estrogen receptor status in primary breast cancer. Am J Epidemiol 142: 796–803

Gordon NH, Crowe JP, Brumberg DJ, Berger NA (1992) Socioeconomic factors and race in breast cancer recurrence and survival. Am J Epidemiol 135: 609–618

Green DM, Cox CL, Zhu L et al (2011) Risk factors for obesity in adult survivors of childhood cancer: a report from the Childhood Cancer Survivor Study. J Clin Oncol 30: 246–255

Greenlee H, Kwan ML, Sweeney C et al (2010) Multivitamin use and breast cancer prognosis and survival in a prospective cohort study: The Life After Cancer Epidemiology (LACE) Study. Cancer Res 70 (Suppl): 279s

Greenlee H, Kwan ML, Kushi LH et al (2012) Antioxidant supplement use after breast cancer diagnosis and mortality in the life after cancer epidemiology (LACE) cohort. Cancer 118: 2048–2058

Gregorio DI, Emrich LJ, Graham S et al (1985) Dietary fat consumption and survival among women with breast cancer. J Natl Cancer Inst 75: 37–41

Greimel E, Thiel I, Peintinger F et al (2002) Prospective assessment of quality of life of female cancer patients. Gynecol Oncol 85: 140–147

Hamajima N, Hirose K, Tajima K et al (2002) Alcohol, tobacco and breast cancer – collaborative reanalysis of individual data from 53 epidemiological studies, including 58.515 women with breast cancer and 96.067 women without the disease. Br J Cancer 18(11): 1234–1245

Härtl K, Janni W, Kästner R et al (2003) Impact of medical and demographic factors on long-term quality of life and body image of breast cancer patients. Ann Oncol 14: 1064–1071

Hartmann MS (2000) Krebs und Psychotherapie. In: Stumm G, Pritz A (Hrsg) Wörterbuch der Psychotherapie, 2. Aufl. Springer, Wien S 387–388

Hercberg S, Ezzedine K, Guinot C et al (2007) Antioxidant supplementation increases the risk of skin cancers in women but not in men. J Nutr 137: 2098–2105

Herriger N (1997) Empowerment in der Sozialen Arbeit. Eine Einführung, Kohlhammer, Stuttgart

Herriger N (2009) Vortragsskriptum: Empowerment in der Arbeit mit Menschen mit Behinderung: eine kritische Reflexion

Hines SL, Jorn HK, Thompson KM, Larson JM (2010) Breast cancer survivors and vitamin D: a review. Nutrition 26: 255–262

Holmes MD, Chen WY, Feskanich D et al (2005) Physical activity and survival after breast cancer diagnosis. JAMA 25: 2479–2486

Holt-Lunstad J, Smith TB, Layton JB (2010) Social relationships and mortality risk: a meta-analytic review. PLos Med 7(7):e1000316

Hornebner M, Bueschel G, Dennert G et al (2012) How many cancer patients use complementary and alternative medicine: a systematic review and metaanalysis. Integr Cancer Ther 11: 187–203

Irwin ML, Mc Tiernan A, Baumgartner RN et al (2005) Changes in body fat and weight after breast cancer diagnosis: influence of demographic, prognostic, and lifestyle factors. J Clin Oncol 23: 774–782

Irwin ML, Alvarez-Reeves M, Cadmus L et al (2009a) Exercise improves body fat, lean mass, and bone mass in breast cancer survivors. Obesity 17: 1534–1541

Irwin ML, Varma K, Alvarez-Reeves M et al (2009b) Randomized controlled trial of aerobic exercise on insulin and insulin-like growth factors in breast cancer survivors: the Yale Exercise and Survivorship Study. Cancer Epidemiol Biomarkers Prev 18: 306–313

Irwin M, Duggan C, Wang CY et al (2011) Fasting C-peptide levels and death resulting from all causes and breast cancer: the health, eating, activity, and lifestyle study. J Clin Oncol 29: 47–53

Janelsins MC, Davis PG, Wideman L et al (2011) Effects of Tai Chi Chuan on insulin and cytokine levels in a randomized controlled pilot study on breast cancer survivors. Clin Breast Cancer 11: 161–170

Jeffrey D (2014) Prevalence, health care utilization and costs of concomitant depression among breast cancer survivors. San Antonio Breast Cancer Symposium Abstract PD4-4

Jemal A, Siegel R, Ward E et al (2007) Cancer statistics 2007. Cancer J Clin 57: 43–66

Jiralerspong S, Kim E, Dong W et al (2013) Obesity, diabetes, and survival outcomes in a large cohort of early-stage breast cancer patients. Ann Oncol 24: 2506–2514

Johnsson A, Fornander T, Olsson M et al (2007) Factors associated with return to work after breast cancer treatment. Acta Oncol 46: 90–96

Johnsson A, Fornander T, Rutqvist et al (2009) Predictors of return to work ten months after primary breast cancer surgery. Acta Oncol 48: 93–98

Jones LW, Courneya KS, Mackey JR et al (2012) Cardiopulmonary function and age-related decline across the breast cancer survivorship continuum. J Clin Oncol 30: 2530–2537

Kaffashian F, Godward S, Davies T et al (2003) Socioeconomic effects on breast cancer survival: proportion attributable to stage and morphology. Br J Cancer 89: 1693–1696

Kaltsatou A, Mameletzi D, Douka S (2011) Physical and psychological benefits of a 24-week traditional dance program in breast cancer survivors. J Body Mov Ther 15: 162–167

Kellen E, Vansant G, Christiaens MR et al E (2009) Lifestyle changes and breast cancer prognosis: a review. Breast Cancer Res Treat 114: 13–22

Kerlikowske K, Desai A, Miglioretti DL et al (2007) Women with elevated body mass index increased risk of breast cancer with poor prognosis. Breast Cancer Res Treat 106 (Suppl): 174s

Kerr J, Weitkunat R (2007) ABC der Verhaltensänderung – der Leitfaden für erfolgreiche Prävention und Gesundheitsförderung, Elsevier, Urban & Fischer, München

Kickbusch I (2003) Gesundheitsförderung. In: Schwartz FW (Hrsg) Das Public Health Buch. Gesundheit und Gesundheitswesen. Urban & Fischer, München, S 181–189

Kim EH, Willett WC, Fung T et al (2011) Diet quality indices and postmenopausal breast cancer survival. Nutr Cancer 63: 381–388

Klemp JR, Cox S, Befort CC et al (2009) Feasibility of a 6-month diet, exercise and behavior modification intervention for post-menopausal breast cancer survivors. Cancer Res 69 (Suppl): 557s

Koelwyn G, Khouri M, Mackey J et al (2012) Running on empty: cardiovascular reserve capacity and late effects of therapy in cancer survivorship. J Clin Oncol 30: 4458–4460

Kornblith AB, Herndon 2ndJE, Weiss RB et al (2003) Long-term adjustment of survivors of early-stage breast carcinoma, 20 years after adjuvant chemotherapy. Cancer 98: 679–689

Kroenke CH, Fung TT, Hu FB, Holmes MD (2005) Dietary patterns and survival after breast cancer diagnosis. J Clin Oncol 23: 9295–9303

Kroenke CH, Quesenberry C, Kwan ML et al (2013) Social networks, social support and burden in relationships, and mortality after breast cancer diagnosis in the Life After Breast Cancer Epidemiology (LACE) Study. Breast Cancer Res Treat 137: 261–271

Kushi LH, Doyle C, McCullough M et al and The American Cancer Society 2010 Nutrition and Physical Activity Guidelines Advisory Committee (2012) American Cancer Society Guidelines on nutrition and physical activity for cancer prevention: reducing the risk of cancer with healthy food choices and physical activity. CA Cancer J Clin 62(1): 30-67

Kwan ML, Weltzien E, Kushi LH et al (2008) Dietary patterns and breast cancer recurrence and survival among women with early-stage breast cancer. J Clin Oncol 27: 919–926

Kwan ML, Kushi LH, Weltzien E et al (2009) Alcohol and breast cancer survival in a prospective cohort study. Cancer Res 69 (Suppl): 489s

Kwan ML, Kushi LH, Weltzien E et al (2010) Alcohol consumption and breast cancer recurrence and survival among women with early-stage breast cancer: The Life After Cancer Epidemiology Study. J Clin Oncol 28: 4410–4416

Kwan ML, Greenlee H, Lee VS et al (2011) Multivitamin use and breast cancer outcomes in women with early-stage breast cancer: the Life After Cancer Epidemiology study. Breast Cancer Res Treat 130: 195–205

LaStayo PC, Marcus RL, Dibble LE et al (2011) Excentric exercise versus usual-care with older cancer survivors: the impact on muscle and mobility – an exploratory pilot study. BMC Geriatr 11: 5

Latino-Martel P, Arwidson P, Ancellin R et al (2011) Alcohol consumption and cancer risk: revisiting guidelines for sensible drinking. CMAJ 183(16): 1861–1865

Laverack G, Conrad G (2010) Gesundheitsförderung und Empowerment. Verlag für Gesundheitsförderung, Werbach-Gamburg

Lesperance ML, Olivotto IA, Forde N et al (2002) Mega-dose vitamins and minerals in the treatment of non-metastatic breast cancer: an historical cohort study. Breast Cancer Res Treat 76: 137–143

Li C, Daling J, Porter P et al (2009) Relationship between modifiable lifestyle factors and risk of second primary contralateral breast cancer among women diagnosed with estrogen receptor-positive invasive breast cancer. J Clin Oncol 27: 5312–5318

Lipshultz SE, Landy DC, Lopez-Mitnik G et al (2012) Cardiovascular status of childhood cancer survivors exposed und unexposed to cardiotoxic therapy. J Clin Oncol 30: 1050–1057

Majed B, Dozol A, Ribassin-Majed L et al (2011) Increased risk of contralateral breast cancers among overweight and obese women: a time-dependent association. Breast Cancer Res Treat 126: 729–738

Malvezzi M, Arfé A, Bertuccio P et al (2011) European cancer mortality predictions for the year 2011. Ann Oncol 22: 947–956

Marino P, Teyssier L, Malavolti L, Le Corroller-Soriano AG (2013) Sex differences in the return-to-work process of cancer survivors 2 years after diagnosis: results from a large French population-based sample. J Clin Oncol 31: 1277–1283

May A (2014) Physical activity during cancer treatment (PACT) study: short- and long-term effects on fatigue or an 18-week exercise intervention during adjuvant chemotherapy. J Clin Oncol 32 (15 Suppl): 610s (abstract 9535)

McCabe M, Bhatia S, Oeffinger K et al (2013) American Society of Clinical Oncology statement: achieving high-quality cancer survivorship care. J Clin Oncol 31: 631–640

McDonald PA, Williams R, Dawkins F, Adams-Campbell LL (2002) Breast cancer survival in African-American women: is alcohol consumption a prognostic factor? Cancer Causes Control 13: 543–549

McEligot AJ, Largent J, Ziogas A et al (2006) Dietary fat, fiber, vegetable, and micronutrients are associated with overall survival in postmenopausal women diagnosed with breast cancer. Nutr Cancer 55: 132–140

McKeown T (1974) The role of medicine: dream, mirage or nemesis? Princeton University Press, Princeton, NJ

Merletti F, Galassi C, Spadea T (2011) The socioeconomic determinants of cancer. Environ Health 10: 7

Micheli A, Ciampichini R, Oberaigner W et al, EUROCARE Working Group (2009) The advantage of women in cancer survival: an analysis of EUROCARE-4 data. Eur J Cancer. 45: 1017–1027

Midtgaard J, Christensen J, Tolver A et al (2013) Efficacy of multimodal exercise-based rehabilitation on physical activity, cardiorespiratory fitness, and patient-reported outcomes in cancer survivors: a randomized, controlled trial. Ann Oncol 24: 2267–2273

Miller P, Demark-Wahnefried W, Snyder DC et al (2008) Dietary supplement use among elderly, long-term cancer survivors. J Cancer Surviv 2: 138–148

Mols F, Vingerhoets AJJM, Coebergh JW, Van de Poll-Franse LV (2005) Quality of life among long term breast cancer survivors: a systematic review. Eur J Cancer 41: 2613–2619

Morey MC, Snyder DC, Sloane R et al (2009) Effects of home-based diet and exercise on functional outcomes among older, overweight long-term cancer survivors – RENEW: a randomized controlled trial. JAMA 301: 1883–1891

Naidoo J, Wills J (2010) Lehrbuch der Gesundheitsförderung. Bundeszentrale für gesundheitliche Aufklärung (Hrsg), Köln

Navi B, Reiner A, Kamel H et al (2015) Association between incident cancer and subsequent stroke. Ann Neurol 77(2): 291–300

Nyanate SJ, Gierach GL, Dallal CM et al (2012) Cigarette smoking and postmenopausal breast cancer risk: results from the NIH-AARP Diet and Health Study. Cancer Res 72 (Suppl): 323s

OECD, Eurostat (2015) www.oecd.org/statistics/data-collection/Health Data – Guidelines 2

Omenn GS, Goodman GE, Thronquist MD et al (1996) Risk factors for lung cancer and for intervention effects in CARET, the Beta-Caroten and Retinol Efficacy Trial. J Natl Cancer Inst 88: 1550–1559

Palmer S et al (2014) Symptoms, desire for help, and quality of life among recent breast cancer survivors. San Antonio Breast Cancer Symposium, Abstract P1-09-23

Parekh N, Chandran U, Bandera EV (2012) Obesity in cancer survival. Ann Rev Nutr 32: 311–342

Patterson RE, Flatt SW, Newman VA et al (2011) Marine fatty acid intake is associated with breast cancer prognosis. J Nutr 141: 201–206

Petrek J, Senie R, Peters M, Rosen P (2001) Lymphedema in a cohort of breast carcinoma survivors 20 years after diagnosis. Cancer 15: 1368–1377

Petru C (2013) Ermutigung zur Gesundheit. Ein Konzept für Langzeitüberlebende nach Brustkrebs. Masterthesis, Medizinische Universität Graz

Petru E, Petru C, Klocker-Kaiser U, Klocker J (2010) Chemotherapie: Praxisorientierte Hilfe für Patientinnen, Angehörige und Betreuer, 3. Aufl. Unipress, Graz

Pierce JP, Natarajan L, Caan BJ et al (2007a) Influence of a diet very high in vegetables, fruit and fiber and low in fat on prognosis following treatment for breast cancer: the Women's Healthy Eating and Living (WHEL) randomized trial. JAMA 298: 289–298

Pierce JP, Stefanick ML, Flatt SW et al (2007b) Greater survival after breast cancer in physically active women with high vegetable–fruit intake regardless of obesity. J Clin Oncol 25: 2345–2351

Pollack LA, Greer GE, Rowland JH et al (2005) Cancer survivorship: a new challenge in comprehensive cancer control. Cancer Causes Control 16: 51–59

Powe BD, Hamilton J, Hancock N et al (2006) Quality of life of African-American cancer survivors. Cancer 109(2 Suppl): 435–445

Protani M, Coory M, Martin JH (2010) Effect of obesity on survival of women with breast cancer: systematic review and meta-analysis. Breast Cancer Res Treat 123:627–635

Riihimäki M, Thomsen H, Brandt A et al (2012) Death causes in breast cancer patients. Ann Oncol 23: 604–610

Sagiv S, Gaudet M, Eng S et al (2007) Active and passive cigarette smoke and breast cancer survival. Ann Epidemiol 17: 385–393

Saibul N, Shariff ZM, Rahmat A et al (2012) Use of complementary and alternative medicine among breast cancer survivors. Asian Pac J Cancer Prev 18: 4081–4086

Sandel S, Judge J, Landry N et al (2005) Dance and movement program improves quality-of-life measures in breast cancer survivors. Cancer Nurs 28: 301–309

Saquib J, Rock CL, Natarajan L et al (2011) Dietary intake, supplement use, and survival among women diagnosed with early-stage breast cancer. Nutr Cancer 63: 327–333

Schmid D, Leitzmann M (2014) Association between physical activity and mortality among breast cancer and colorectal cancer survivors: a systematic review and meta-analysis. Ann Oncol 25: 1293–1311

Schmitz KH, Ahmed RL, Hannan PJ, Yee D (2005) Safety and efficacy of weight training in recent breast cancer survivors to alter body composition, insulin and insulin-like growth factor axis proteins. Cancer Epidemiol Biomarkers Prev 14: 1672–1680

Segar ML, Katch VL, Roth RS et al (1998) The effect of aerobic exercise on self-esteem and depressive and anxiety symptoms among breast cancer survivors. Oncol Nurs Forum 25: 107–113

Sestak I et al (2014) Timing, severity and risk factors for arthralgia in the IBIS-II trial: a retrospective and exploratory analysis. San Antonio Breast Cancer Symposium, Abstract PD4-1

Smith SL, Wai ES, Alexander C, Singh-Carlson S (2011) Caring for survivors of breast cancer: perspective of the primary care physician. Curr Oncol 18: e218–e226

Smith SK, Mayer D, Zimmerman S et al (2013) Quality of life among long-term survivors of non-Hodgkin lymphoma: a follow-up study. J Clin Oncol 31: 272–279

Smith-Warner SA, Spiegelman D, Yaun SS et al (1998) Alcohol and breast cancer in women: a pooled analysis of cohort studies. JAMA 279: 535–540

Spark LC, Reeves MM, Fjeldsoe BS, Eakin EG (2012) Physical activity and/or dietary interventions in breast cancer survivors: a systematic review of the maintenance of outcomes. J Cancer Surviv 7(1): 74–82

Speck RM, Gross CR, Hormes JM et al (2010) Changes in the body image and relationship scale following a one-year strength training trial for breast cancer survivors with or at risk for lymphedema. Breast Cancer Res Treat 121: 421–430

Statistik Austria (2011) Krebsinzidenz und Krebsmortalität in Österreich. www.statistik.at

Steindorf K, Schmidt M, Klassen O et al (2014) Randomized, controlled trial of resistance training in breast cancer patients receiving adjuvant radiotherapy: results on cancer-related fatigue and quality of life. Ann Oncol 25: 2237–2243

Suppli N, Johansen C, Christensen J et al (2014) Increased risk for depression after breast cancer: a nationwide population-based cohort study of associated factors in Denmark, 1998–2011. J Clin Oncol 32: 3831–3839

Tao MH, Shu XO, Ruan ZX et al (2006) Association of overweight with breast cancer survival. Am J Epidemiol 163: 101–107

Tomich P, Helgeson V (2002) Five years later: a cross-sectional comparison of breast cancer survivors with healthy women. Psychooncology 11: 154–169

Torp S, Gudbergsson SB, Dahl AA et al (2011) Social support at work and work changes among cancer survivors in Norway. Scand J Public Health 39: 33–42

Torp S, Nielsen RA, Fossa SD et al (2012a) Change in employment status of 5-year cancer survivors. Eur J Public Health 23(1): 116–122

Torp S, Nielsen RA, Gudbergsson SB et al (2012b) Sick leave patterns among 5-year cancer survivors: a registry-based retrospective cohort study. J Cancer Surviv 6: 315–323

Torp S, Nielsen RA, Gudbergsson SB et al (2012c) Worksite adjustments and work ability among employed cancer survivors. Support Care Cancer 20: 2149–2156

Trotter K, Frazier A, Hendricks C, Scarsella H (2011) Innovation in survivor care: group visits. Clin J Oncol Nurs 15(2): E24–33

Vance V, Mourtzakis M, McCargarL, Hanning R (2011) Weight gain in breast cancer survivors: prevalence, pattern and health consequences. Obes Rev 12: 282–294

Velentzis LS, Keshtgar MR, Woodside JV et al (2011) Significant changes in dietary intake and supplement use after breast cancers diagnosis in a UK multicentre study. Breast Cancer Res Treat 128: 473–482

Velicer CM, Ulrich CM (2008) Vitamin and mineral supplement use among US adults after cancer diagnosis: a systematic review. J Clin Oncol 26: 665–673

Vrieling A, Buck K, Seibold P et al (2013) Dietary patterns and survival in German postmeno-pausal breast cancer survivors. Br J Cancer 108: 188–192

Ware JE, Sherbourne CD (1982) The MOS 36-item-short form health survey SF 36, a conceptional framework and item selection. Med Care 30: 473–483

Ware J, Kosinski M, Bjomer B et al (2007) User´s manual for the SF-36v2 Health Survey, 2nd edn. QualityMetric Inc, Lincoln, RI

Weilguni V (2012) Rahmengesundheitsziele: Ein schöner Rahmen um wenig Inhalt. Ärztewoche 23: 27

Weitzner MA, Meyers CA, Stuebing KK et al (1997) Relationship between quality of life and mood in long-term survivors of breast cancer treated with mastectomy. Support Care Cancer 5: 241–248

Wen CP, Wai JP, Tsai MK et al (2011) Minimum amount of physical activity for reduced mortality and extended life expectancy: a prospective cohort study. Lancet 378: 1244–1253

Whitehead M, Dahlgren G (1991) What can be done about inequalities in health? Lancet 338: 1059–1063

Whiteman MK, Hillis SD, Curtis KM et al (2005) Body mass and mortality after breast cancer diagnosis. Cancer Epidemiol Biomarkers Prev 14: 2009–2014

WHO (World Health Organisation) (1986) Ottawa charter for health promotion. www.who.int/healthpromotion/conferences/previous/ottawa/en

WHO (World Health Organisation) (1998) Definition von Lebensqualität. www.who.int/mental_health/resources/en/Quality

Wolin KY, Carson K, Coldnitz GA (2010) Obesity and cancer. The Oncologist 15: 556–565

Woods LM, Rachet B, Coleman MP (2006) Origins of socio-economic inequalities in cancer survival: a review. Ann Oncol 17: 5–19

Yuen HK, Sword D (2007) Home-based exercise to alleviate fatigue and improve functional capacity among breast cancer survivors. J Allied Health 36: e257–275

Zelek L, Czernichow S, Galan P, Hercberg S (2011) Risk factors for relative weight gain > 10% in breast cancer survivors: findings from the SU.VI.MAX Cohort. Cancer Res 71 (24 Suppl): 486s

Zemp-Stutz E (2005) Die komplexen Zusammenhänge von Geschlecht und Gesundheit. Managed Care Band 7/8: 1

Stichwortverzeichnis

Verzeichnis der ausgewerteten Studien

Printed in the United States
By Bookmasters